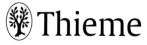

# Migräne
# Ein Buch mit sieben Siegeln?

100 Fragen und 100 Antworten

Hans Christoph Diener

5 Abbildungen
13 Tabellen

3., überarbeitete Auflage

Georg Thieme Verlag
Stuttgart · New York

Prof. Dr. Hans Christoph Diener
Direktor der Klinik und Poliklinik
für Neurologie der Universität Essen
Hufelandstraße 55
D-45147 Essen

*Die Deutsche Bibliothek –
CIP-Einheitsaufnahme*

*Diener, Hans Christoph:*
Migräne – ein Buch mit sieben Siegeln? :
100 Fragen und 100 Antworten /
Hans Christoph Diener. –
3., überarb. Aufl. – Stuttgart:
Thieme, 2002

© 2002 Georg Thieme Verlag
Rüdigerstraße 14
70469 Stuttgart

Printed in Germany

Umschlaggestaltung:
  Thieme Verlagsgruppe
Umschlaggrafik: Martina Berge, Erbach
Grafiken: Ziegler + Müller,
  Kirchentellinsfurt
Satz: Ziegler + Müller, Kirchentellinsfurt
  System: 3B2 (6.05)
Druck: Grammlich, Pliezhausen
Buchbinder: F. W. Held, Rottenburg

ISBN 3-13-116723-8

1 2 3 4 5 6

**Wichtiger Hinweis:** Wie jede Wissenschaft ist die Medizin ständigen Entwicklungen unterworfen. Forschung und klinische Erfahrung erweitern unsere Erkenntnisse, insbesondere was Behandlung und medikamentöse Therapie anbelangt. Soweit in diesem Buch eine Dosierung oder eine Applikation erwähnt wird, darf der Leser zwar darauf vertrauen, dass Autoren, Herausgeber und Verlag große Sorgfalt darauf verwandt haben, dass diese Angabe dem **Wissensstand bei Fertigstellung des Buches** entspricht.

Für Angaben über Dosierungsanweisungen und Applikationsformen kann vom Verlag jedoch keine Gewähr übernommen werden. **Jeder Benutzer ist angehalten,** durch sorgfältige Prüfung der Beipackzettel der verwendeten Präparate und gegebenenfalls nach Konsultation eines Spezialisten festzustellen, ob die dort gegebene Empfehlung für Dosierungen oder die Beachtung von Kontraindikationen gegenüber der Angabe in diesem Buch abweicht. Eine solche Prüfung ist besonders wichtig bei selten verwendeten Präparaten oder solchen, die neu auf den Markt gebracht worden sind. **Jede Dosierung oder Applikation erfolgt auf eigene Gefahr des Benutzers.** Autoren und Verlag appellieren an jeden Benutzer, ihm etwa auffallende Ungenauigkeiten dem Verlag mitzuteilen.

Geschützte Warennamen (Warenzeichen) werden **nicht** besonders kenntlich gemacht. Aus dem Fehlen eines solchen Hinweises kann also nicht geschlossen werden, dass es sich um einen freien Warennamen handelt.

Das Buch, einschließlich aller seiner Teile, ist urheberrechtlich geschützt. Jede Verwertung außerhalb der engen Grenzen des Urheberrechtsgesetzes ist ohne Zustimmung des Verlages unzulässig und strafbar. Das gilt insbesondere für Vervielfältigungen, Übersetzungen, Mikroverfilmungen und die Einspeicherung und Verarbeitung in elektronischen Systemen.

# Vorwort zur 1. Auflage

Schon wieder ein Migränebuch? Ja, aber diesmal in einer etwas anderen Form. Hier werden die 100 häufigsten Fragen, die Ärzte und Patienten stellen, beantwortet. Die Fragen resultieren aus Fortbildungsveranstaltungen für niedergelassene Ärzte und Ärzte in der Weiterbildung an Krankenhäusern. Das Buch will pragmatisch sein und verzichtet daher auf wissenschaftliche Zitate. Der interessierte Leser wird auf die weiterführende Literatur im Anhang verwiesen.

Essen, im Juli 1998                                                              H. C. Diener

# Inhaltsverzeichnis

Vorwort zur ersten Auflage ⋯ *V*

Definition ⋯ *1*

Epidemiologie und Bedeutung der Migräne ⋯ *5*

Klinik ⋯ *15*

Pathophysiologie ⋯ *39*

Diagnostik ⋯ *53*

Einteilung der Migräne ⋯ *79*

Therapie ⋯ *85*

Prophylaxe ⋯ *117*

Organisatorisches ⋯ *137*

Anhang 1: Weiterführende Literatur ⋯ *145*

Anhang 2: Erhebungsbogen zu Akuttherapie und Prophylaxe ⋯ *146*

Anhang 3: Hinweise für Patienten zum Gebrauch von Triptanen ⋯ *147*

Sachverzeichnis ⋯ *149*

# Definition

# 1 Was ist Migräne?

Migräne ist eine biologisch bedingte Funktionsstörung des Gehirns, der Hirnhaut (Dura) und der Blutgefäße von Gehirn und Dura. Die Migräne ist gekennzeichnet durch Kopfschmerzen und vegetative Begleiterscheinungen wie Übelkeit, Erbrechen sowie manchmal Durchfall. Vor und während der Attacken besteht häufig Licht- und Lärmempfindlichkeit und Überempfindlichkeit gegenüber Gerüchen. Die Migräne manifestiert sich in Migräneanfällen. Ein Dauerkopfschmerz kann daher definitionsgemäß nicht eine Migräne sein. In extrem seltenen Fällen kann es zu einer chronischen Migräne mit täglichen Migräneanfällen kommen. Erst wenn mehr als fünf Migräneattacken im Leben aufgetreten sind, spricht man von einer Migräne als Krankheit, ansonsten spricht man von isolierten Migräneattacken.

## 2 Ist die Migräne eine rein organische oder rein psychosomatische Erkrankung?

(Gibt es eine „Migränepersönlichkeit"?)

Die Migräne hat zwar eine organische Grundlage, ist aber keine ausschließlich organische Krankheit. Dies liegt daran, dass sie wie viele andere Erkrankungen durch psychologische und psychische Faktoren moduliert wird. Sie ist aber auf der anderen Seite auch keine rein psychosomatische Erkrankung. Eine wichtige Rolle spielt zunächst die genetische Disposition. Diese entscheidet mit überwiegender Wahrscheinlichkeit darüber, ob ein Mensch eine Migräne bekommt oder nicht und wie sich diese ausprägt (z.B. Migräne mit oder ohne Aura). Solange allerdings die biologischen Grundlagen der Migräne, der Schmerzentstehung und der Entstehung der vegetativen Begleiterscheinungen nicht bekannt waren, wurde den Migränepatienten unterstellt, auf unbewältigte Konflikte mit Migräneattacken zu reagieren. Es gibt allerdings eine Reihe psychologischer Faktoren, die als Auslöser für einzelne Migräneattacken dienen können. Man spricht hier von so genannten Migränetriggern. Dies können beispielsweise sein: ausgeprägte Freude, tiefe Trauer, eine ausgeprägte Schreckreaktion sowie die Entspannungsphase nach Stress. Interessanterweise führt Stress selbst meist nicht zu Migräneattacken.

Eine eigentliche Migränepersönlichkeit gibt es nicht. Früher war unterstellt worden, dass insbesondere Menschen, die sehr ordentlich, pflichtbewusst und gründlich sind, zu einer Migräne neigen. Hierbei handelte es sich allerdings um einen Selektionsprozess. Menschen, die diese Charaktereigenschaften haben, neigen auch eher dazu, wegen der Migräne einen Arzt aufzusuchen. Rein populationsbezogene epidemiologische Untersuchungen ergeben aber keinen Zusammenhang zwischen Primärpersönlichkeit und dem Vorhandensein oder der Häufigkeit der Migräne.

# Epidemiologie und Bedeutung der Migräne

# 3 Wie häufig ist die Migräne?

Die Migräne ist eine der häufigsten neurologischen Erkrankungen überhaupt. Im Erwachsenenalter muss damit gerechnet werden, dass etwa 6–8% aller Männer und 12–14% aller Frauen unter einer Migräne leiden (Abb. 1). Hierbei werden allerdings nur Personen erfasst, die regelmäßig, das heißt mindestens einmal pro Jahr, eine Migräneattacke erleiden. Die so genannte Lebenszeitprävalenz, das heißt der Prozentsatz aller Personen, die überhaupt jemals im Leben eine Migräne erleiden, ist natürlich höher und liegt bei 30% für Frauen und 15% für Männer. Die Attackenfrequenz ist extrem variabel, sie kann zwischen 1 Attacke pro Jahr und 3–4 Attacken pro Woche schwanken.

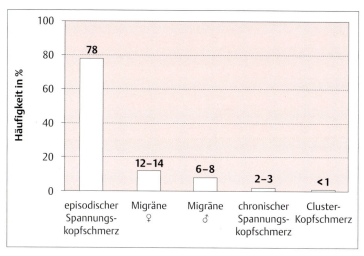

Abb. 1 Häufigkeit verschiedener Kopfschmerztypen.

## 4 Gibt es geographische Unterschiede?

Große epidemiologische Untersuchungen zeigen, dass fast bei allen Völkern der Erde die Migräne gleich häufig ist. Dies gilt zumindest für Europa, Afrika, Nord- und Südamerika. Es gibt allerdings Hinweise darauf, dass die Migräne bei Chinesen und Japanern etwas seltener ist. Dies könnte aber auch darauf zurückzuführen sein, dass aufgrund der dort herrschenden Kultur vermeintlich harmlose Erkrankungen wie die Migräne verschwiegen werden. In Deutschland gibt es keine geographischen Unterschiede bezüglich der Häufigkeit der Migräne. Sie ist in der Nähe der Alpen, wo nach Meinung vieler Patienten der Föhn eine Rolle spielt, genauso häufig wie an der Nordsee. Auf der anderen Seite tritt die Migräne in ländlichen Gebieten genauso häufig auf wie in Großstädten. Dies zeigt, dass Umwelteinflüsse und auch das Wetter eine sehr viel geringere Rolle spielen, als die meisten Betroffenen vermuten.

## 5   In welchem Alter erkranken die meisten Patienten?

Migräne beginnt häufig schon in der Pubertät. Die Migräne kann aber auch durchaus schon im Kindesalter ab dem 3. oder 4. Lebensjahr auftreten. Mit zunehmendem Alter wird das erstmalige Auftreten einer Migräne immer unwahrscheinlicher. In Einzelfällen kann die Migräne aber auch jenseits des 50. Lebensjahres beginnen. Dies ist besonders bei Frauen zu beobachten, die im Rahmen von Wechseljahrsbeschwerden oder zur Prophylaxe der Osteoporose Östrogene oder Gestagene erhalten. Treten allerdings jenseits des 50. Lebensjahres erstmals Aurasymptome auf (Frage 15, S. 22), muss eine sorgfältige diagnostische Abklärung zum Ausschluss anderer neurologischer Erkrankungen, die mit intermittierenden Kopfschmerzen einhergehen, erfolgen.

## 6  Sind beide Geschlechter gleich häufig betroffen?

Bis zur Pubertät ist die Migräne bei Jungen und Mädchen gleich häufig (etwa 4%). Ab der Pubertät sind Frauen häufiger betroffen als Männer. Im Zeitraum zwischen dem 20. und 30. Lebensjahr beträgt das Geschlechtsverhältnis 2:1 zuungunsten der Frauen. Auch in der Folgezeit sind Migräneattacken bei Frauen häufiger und schwerer. Etwa zwischen dem 35. und 40. Lebensjahr sind Frauen sogar 3,5-mal häufiger von Migräne betroffen als Männer (Abb. 2). Jenseits der Wechseljahre sind beide Geschlechter wieder gleich häufig betroffen. Der Unterschied ist wahrscheinlich durch hormonelle Faktoren bedingt. Daneben könnten aber auch genetische Einflüsse eine Rolle spielen. Interessant ist die Beobachtung, dass die Migräne während der Schwangerschaft bei über ⅓ der Frauen besser wird. Bei manchen Frauen treten sogar während der Schwangerschaft überhaupt keine Migräneattacken auf.

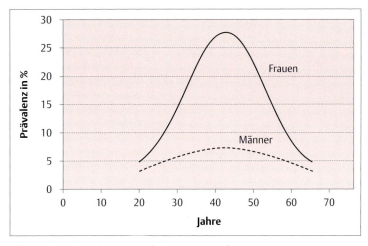

Abb. 2  Prävalenz der Migräne bei Männern und Frauen.

## 7  Wie häufig ist Migräne bei Kindern?

Etwa 3–4% aller Kinder leiden unter Migräneattacken. Die Wahrscheinlichkeit ist deutlich höher, wenn auch ein oder beide Elternteile an einer Migräne leiden. Bei Kindern sind die einzelnen Migräneattacken deutlich kürzer als bei Erwachsenen. Sie dauern meistens nur einige Stunden. Ganz im Vordergrund stehen hier mehr vegetative Erscheinungen wie Übelkeit, Erbrechen und Bauchschmerzen, während die Kopfschmerzen demgegenüber häufig nicht so intensiv sind wie bei Erwachsenen. Typisch ist dabei das Verhalten der Kinder, die laute und helle Reize meiden und freiwillig das Bett aufsuchen.

## 8 Welche Folgen hat die Migräne für die Betroffenen?

Schwere und häufige Migräneattacken stellen nicht nur eine massive Beeinträchtigung der privaten Lebensführung dar, sondern bedingen auch häufig einen Ausfall am Arbeitsplatz. Umfragen in den Vereinigten Staaten haben ergeben, dass im Schnitt jeder Migränekranke in einem Arbeitsverhältnis zwischen 5 und 10 Arbeitstage pro Jahr wegen der Migräne verliert. Hier ist nicht nur der Arbeitsausfall gravierend, sondern auch die Tatsache, dass viele Arbeitgeber die Krankheit nicht kennen, ihre Schwere nicht ermessen können oder der Meinung sind, dass es sich um eine eingebildete Krankheit ohne wirklichen Krankheitswert handelt. Patienten mit ausgeprägten visuellen Auren sind beispielsweise nicht in der Lage, berufsmäßig ein Kraftfahrzeug zu führen (Busfahrer, Taxifahrer, Pilot).

Daneben gibt es auch ganz ausgeprägte Auswirkungen auf das Privatleben. Der Zwang zur Beibehaltung eines regelmäßigen Schlaf-wach-Rhythmus hindert viele Betroffene daran, an bestimmten Vergnügungen teilzunehmen. Auch im Zeitalter einer guten medizinischen Aufklärung sind viele Betroffene stigmatisiert als eingebildete Kranke, die sich „eine Migräne nehmen". Dazu trägt auch nicht unwesentlich die Literatur bei, in der migränekranke Frauen üblicherweise als hysterische Persönlichkeiten dargestellt sind (z.B. in „Pünktchen und Anton").

## 9 Welche sozio-ökonomischen Folgen hat die Migräne?

Die Migräne hat ökonomisch Folgekosten durch medizinische Diagnostik sowie durch die Folgen der nichtmedikamentösen und medikamentösen Therapie. Dies schließt Kosten der Akuttherapie und Kosten der medikamentösen Prophylaxe ein. Da es häufig viele Jahre dauert, bis die richtige Diagnose gestellt wird, müssen auch die Kosten der bis dahin durchgeführten diagnostischen Maßnahmen (z. B. Kernspintomographie, Computertomographie) miteinbezogen werden. Sehr viel schwerwiegender sind allerdings die Folgekosten für die Gesellschaft, das Gesundheitssystem und das Sozialsystem. Hochrechnungen aus epidemiologisch gewonnenen Daten gehen davon aus, dass allein in der Bundesrepublik Deutschland pro Jahr mehr als 1 000 000 Arbeitstage durch Migräneattacken verlorengehen. Die indirekten Folgekosten beispielsweise durch Arbeitsausfall summieren sich zu mehr als ½ Milliarde Euro pro Jahr. Eine zuverlässig wirksame Akuttherapie und eine wirksame Prophylaxe könnten insbesondere diese indirekten Kosten deutlich reduzieren.

# Klinik

## 10 Wie verläuft ein typischer Migräneanfall?

Häufig beginnt die Migräneattacke mit einer Vorphase, der so genannten Prodromalphase. In dieser kann es zu Störungen vegetativer und autonomer Funktionen wie Verstopfung und vermehrter Flüssigkeitseinlagerung (Ödeme) kommen. Daneben haben viele Patienten, insbesondere Frauen, einen Heißhunger auf Süßigkeiten oder fette Nahrungsmittel. Dies wird häufig in einen kausalen Zusammenhang mit der dann auftretenden eigentlichen Migräneattacke gebracht. Bei etwa 15 % aller Patienten kann dann eine Auraphase mit neurologischen Reiz- und Ausfallerscheinungen auftreten (Tab. 1). Darauf folgt der eigentliche Kopfschmerz, verbunden mit den typischen Begleiterscheinungen wie Übelkeit, Erbrechen, Lichtscheu, Lärmempfindlichkeit und Geruchsüberempfindlichkeit. Bei manchen Patienten schließt sich eine Schlafphase an, nach der die Kopfschmerzen abgeklungen sind. In einer Nachschwankungsphase werden dann häufig die gegenteiligen Symptome wie in der Prodromalphase beobachtet. So kann es hier zu Polyurie, zu Appetitlosigkeit, aber auch zu Stimmungsschwankungen im Sinne einer depressiven Nachschwankung oder einer euphorischen Grundstimmung kommen.

Tab. 1 Phasen einer Migräneattacke

| | |
|---|---|
| Prodromalphase | *psychische Symptome:* depressive Verstimmung, Überaktivität, Euphorie, Irritierbarkeit, Unruhe, Benommenheitsgefühl *neurologische Symptome:* Lichtempfindlichkeit, Konzentrationsstörungen, Sprachstörungen, Müdigkeit, Gähnen *andere Symptome:* Heißhunger auf Süßigkeiten, Appetitlosigkeit, Obstipation, Durchfall, Durst, Ödeme |
| Auraphase (15 %) | wandernde Skotome, Fortifikationsspektren, Parästhesien, Sensibilitätsstörungen, Sprachstörungen, Sprechstörungen, Paresen |
| Kopfschmerzphase | pulsierend-pochende Kopfschmerzen, Übelkeit, Erbrechen, Photophobie, Phonophobie, allgemeines Krankheitsgefühl |
| Schlafphase | Schlaf, danach häufig Kopfschmerz gebessert |
| Nachschwankungsphase | euphorisch, müde, Polyurie |

## 11 Haben alle Patienten eine Aura?

Nur etwa 15 % aller Patienten haben eine Migräne mit Aura. Dabei laufen aber keineswegs alle Migräneattacken bei den Betroffenen mit einer Aura ab. Bei manchen Patienten tritt nur bei 1 oder 2 Attacken im Leben eine Aura auf. Bei anderen kommt es reproduzierbar bei jeder Migräneattacke zu einer Aura. In seltenen Fällen können auch Auren ohne nachfolgende Kopfschmerzen ablaufen. Hier spricht man dann von so genannten Migräneäquivalenten. Wenn Auren, insbesondere visuelle Auren, sehr häufig auftreten, können sie auch zu einer ausgeprägten beruflichen Beeinträchtigung führen. Leiden in einer Familie mehrere Betroffene bereits an einer Migräne mit Aura, ist die Wahrscheinlichkeit relativ hoch, dass auch die Nachkommen eine Migräne mit Aura haben.

## 12 Wo sind die Schmerzen am häufigsten lokalisiert?

Ganz zu Beginn einer Migräneattacke sind die Schmerzen häufig im Genick und am Hinterkopf lokalisiert. Dies führt dann zu der irrigen Annahme, dass die Halswirbelsäule an der Entstehung der Schmerzen beteiligt sei. Erreicht die Attacke ihren Höhepunkt, werden die Schmerzen am intensivsten im Bereich der Schläfe, der Stirn, aber auch in der Augenregion wahrgenommen. In abnehmender Häufigkeit treten die Schmerzen in der Temporalregion, der Frontalregion, der Parietalregion und der okzipito-nuchalen Region auf (Abb. 3). Die Schmerzen können aber gelegentlich auch ins Gesicht, in den Hals, in die Schulter und sogar in den oberen Körperquadranten oder eine Körperhälfte ausstrahlen.

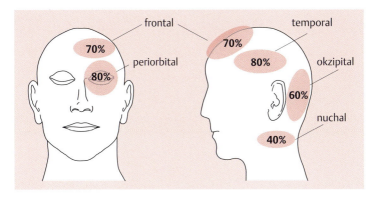

Abb. 3   Häufigste Schmerzlokalisation bei Migräne.

## 13 Sind die Schmerzen immer einseitig?

Nur bei etwa zwei Drittel der Attacken und bei etwa zwei Drittel der Patienten sind die Schmerzen einseitig. Häufig wechseln diese innerhalb einer Attacke die Kopfseite, oder sie wechseln von Attacke zu Attacke. Bei den übrigen Patienten sind die Schmerzen im ganzen Kopf, im Hinterkopf und im Nacken, aber auch im Gesicht lokalisiert. Es ist außerordentlich ungewöhnlich, dass Migräneattacken immer auf derselben Kopfseite lokalisiert sind. Auch bei Patienten, die der Meinung sind, dass dies der Fall ist, zeigen Aufzeichnungen von Kopfschmerztagebüchern, dass die Seite, auf der die Kopfschmerzen am intensivsten empfunden werden, wechselt.

## 14 Welche vegetativen Begleiterscheinungen sind typisch für die Migräne, und wie häufig sind sie?

Fast jede Migräneattacke geht mit vegetativen Begleiterscheinungen einher. Etwa 95% aller Patienten leiden unter einer Appetitlosigkeit. 80–90% leiden an Übelkeit und 40–60% an Erbrechen. Für manche Patienten sind Übelkeit und Erbrechen subjektiv unangenehmer als die Kopfschmerzen. Weitere vegetative Begleiterscheinungen können sein: Magen- und Bauchschmerzen, Durchfall, Polyurie, Schweißausbrüche, Tachykardie, kalte Extremitäten und Zittern (Abb. 4).

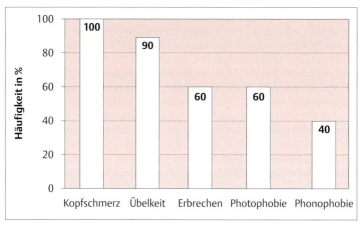

Abb. 4  Häufigkeit der Symptome bei Migräne.

## 15 Welche neurologischen Ausfallerscheinungen können auftreten?

Während der Auraphase können prinzipiell fast alle in der Neurologie bekannten Reiz- und Ausfallerscheinungen beobachtet werden. Am häufigsten ist eine visuelle Aura. Hier kommt es meist zu Wahrnehmung von Lichtblitzen oder flimmernden Zackenlinien sowie Fortifikationen. Dann entwickelt sich häufig ein Skotom, das sich langsam in seiner Größe ausbreitet. Zum Teil handelt es sich um ein Zentralskotom, das langsam wächst, zum Teil um eine Hemianopsie. Auch komplexe visuelle Wahrnehmungsstörungen wie eine Vergrößerung oder Verkleinerung wahrgenommener Gegenstände, Störungen des Farbsinns und Störungen des Bewegungssinnes können auftreten. Daneben kann es zu Sprech- oder Sprachstörungen kommen, zu einer Hemihypästhesie, zu Hemiparesen oder zu komplexen Störungen, wie sie in der rechten Parietalregion gefunden werden, im Sinne einer Apraxie oder Raumorientierungsstörungen. Bei der **vertebro-basilären Migräne** kann es zu Nystagmus, Ataxie, Drehschwindel, Hemi- oder Tetraparesen, Geschmacksstörungen im Bereich der Zunge und halbseitigen Störungen der Sensibilität kommen. Bei der rein **retinalen Migräne** kommt es zu einer monokulären Erblindung. Grundlage ist wahrscheinlich eine „spreading depression" (s. Frage 32, S. 44) im Bereich der Retina. Bei der **ophthalmoplegischen Migräne** kommt es zu einer passageren Okulomotoriusläsion mit Mydriasis, Doppelbildern und Ptosis.

Die Aurasymptome entwickeln sich typischerweise langsam und progredient über einen Zeitraum von 5–20 Minuten. Die Ausbreitung der Gesichtsfeldausfälle erfolgt meist von zentral nach peripher. Die Ausbreitung der sensiblen Störungen vollzieht sich meist von distal nach proximal. Dies gilt auch für auftretende Paresen. Differenzialdiagnostisch wichtig sind hier transiente ischämische Attacken, die bei Patienten mit vaskulären Risikofaktoren auftreten und typischerweise apoplektiform zu neurologischen Ausfällen führen. Die Differenzialdiagnose ist insbesondere schwierig bei transienten ischämischen Attacken im Posteriorversorgungsgebiet, da diese mit Kopfschmerzen einhergehen können.

Differenzialdiagnostisch unterschieden werden müssen auch fokal epileptische Anfälle, wobei sich hier die neurologischen Ausfälle meist innerhalb einiger Sekunden und nicht wie bei der Migräne über mehrere Minuten hinweg entwickeln (Tab. 2).

Tab. 2 Wichtige Differenzialdiagnosen und häufige Fehldiagnosen bei Migräne mit Aura (klassische Migräne)

| Begriff | Unterscheidungsmerkmal | Methode zum Ausschluss |
|---|---|---|
| transiente ischämische Attacke (TIA) | Symptome entwickeln sich innerhalb weniger Sekunden; „schlag"artig | Anamnese, Dopplersonographie, CT, MRT |
| epileptischer Anfall | Symptome breiten sich innerhalb einiger Minuten aus, überwiegend positive Symptome (klonische Zuckungen) | EEG, CT, MRT |
| Migräneaura | Symptome entwickeln sich langsam über 10–15 Minuten, Rückbildung innerhalb von 10–15 Minuten, Symptome lassen sich nicht streng einem Gefäßterritorium zuordnen | Anamnese, evtl. Dopplersonographie |

## 16 Gibt es psychische Begleiterscheinungen?

In der Prodromalphase der Migräne gibt es häufig Stimmungsschwankungen, entweder eine depressive Grundstimmung mit Antriebsminderung, Affektlabilität und Traurigkeit oder aber eine submanische Stimmungslage mit erhöhtem Antrieb und vermehrter Reizbarkeit. Während der Attacke selbst sind die meisten Betroffenen vermehrt irritierbar, was aber auch mit der vermehrten Empfindlichkeit gegenüber Licht und Lärm zusammenhängt. Bei schweren vertebro-basilären Migräneattacken kann es aber auch zu amnestischen Lücken und bei Auren, welche die Parietalregion beeinflussen, zu komplexen neuropsychologischen Wahrnehmungsdefiziten kommen. In der Nachschwankungsphase nach einer schweren Migräneattacke zeigt sich häufig eine subeuphorische Stimmungslage, so dass die Patienten dazu tendieren, die Schwere der Migräneattacke anschließend zu bagatellisieren.

## 17 Wie häufig treten Migräneattacken auf?

Die Anfallsfrequenz ist extrem variabel. Manche Menschen haben nur 1 oder 2 Migräneattacken im Leben. Die durchschnittliche Anfallsfrequenz beträgt 1 Migräneattacke pro Monat. Die Häufigkeit der Attacken nimmt mit dem Alter zu. Sie erreicht ihren Höhepunkt zwischen dem 35. und 45. Lebensjahr. Dann nimmt die Häufigkeit, Dauer und Schwere der Attacken wieder langsam ab. Treten Migräneattacken häufiger als viermal im Monat auf, kann es sich um einen beginnenden medikamentenausgelösten Dauerkopfschmerz handeln, der durch zu häufige Einnahme von analgetischen Mischpräparaten oder Mutterkornalkaloiden hervorgerufen werden kann. Spätestens jetzt muss das Akuteinnahmeverhalten der Medikamente dokumentiert und überwacht und ggf. eine medikamentöse und nichtmedikamentöse Migräneprophylaxe begonnen werden. Kommt es ohne erkennbaren Anlass plötzlich zu einer Häufung von Migräneauren, muss immer eine symptomatische Ursache wie eine Subarachnoidalblutung, eine Sinusvenenthrombose oder eine leichte Meningitis ausgeschlossen werden.

## 18 Wie lang dauert eine Migräneattacke?

Die durchschnittliche Attackendauer beträgt 1 Tag. Bei Kindern sind die Attacken sehr viel kürzer und dauern meist nur 1–4 Stunden. Mit zunehmendem Alter werden Migräneattacken häufiger und dauern länger. Sie können dann durchaus 2 oder 3 Tage anhalten. Besonders lange können Migräneattacken im Rahmen der Menstruation dauern. Hier sind Attackendauern bis zu 72 Stunden nicht ungewöhnlich. Entsprechend nehmen die subjektive Beeinträchtigung und der Ausfall an Arbeitszeit zu. Der Extremfall einer langen Migräneattacke ist der Status migraenosus, bei dem die Migränesymptome länger als 4 Tage anhalten. In diesen Fällen muss aber eine symptomatische Ursache, beispielsweise eine Sinusvenenthrombose oder eine lymphozytäre Meningitis, ausgeschlossen werden. Gelegentlich handelt es sich dann auch um eine prolongierte Attacke, bedingt durch die zu häufige Einnahme von spezifischen Migränemitteln. Der echte Status migraenosus kann durch die Gabe von Cortison, beispielsweise 60–100 mg Prednison pro Tag, zuverlässig unterbrochen werden.

## 19  Wie ist die Prognose der Migräne?

Erleidet ein Patient die erste Migräneattacke seines Lebens, ist es schwer vorauszusagen, ob sich daraus ein einmaliges Ereignis oder der Beginn einer lang dauernden Migräneerkrankung ergibt. Die Migräne hat einen unvorhersehbaren Spontanverlauf. Sie kann zu jedem beliebigen Zeitpunkt sistieren, über Jahre oder Jahrzehnte ausbleiben und dann später wiederkehren. Man kann Patienten daher nur nach statistischer Wahrscheinlichkeit Regelverläufe darstellen. Dies beinhaltet, dass die Migränefrequenz insbesondere bei Frauen zwischen dem 35. und 45. Lebensjahr ihren Höhepunkt erreicht und anschließend langsam abnimmt. Dies gilt meist auch für die Migräne bei Männern. Menstruationsbezogene Migräneattacken sistieren meist nach den Wechseljahren.

## 20 Wie verläuft die Migräne bei Kindern, und wie ist die Prognose?

Die durchschnittliche Häufigkeit von Migräneattacken bei Kindern ist eine Attacke pro Monat. Bei etwa der Hälfte der Kinder sistiert die Migräne in der Pubertät. Bei der anderen Hälfte bestehen Migräneattacken fort. Bei den Kindern, bei denen die Migräne in der Pubertät nachlässt, kann es aber später im Leben wieder zu Migräneattacken kommen.

## 21  Welches sind die häufigsten Auslöser der akuten Migräneattacken?

Unter Auslösefaktoren und Triggern versteht man interne oder externe Faktoren, die bei einer entsprechenden Reaktionsbereitschaft eine Migräneattacke auslösen können, aber nicht müssen. Bei den körpereigenen internen Faktoren spielen Hormonschwankungen die größte Rolle. Dies erklärt, warum Migräneattacken bei Frauen häufiger zum Zeitpunkt der Menstruation auftreten. Wichtige externe Faktoren, die allerdings keineswegs reproduzierbar zu Migräneattacken führen müssen, sind Alkoholgenuss (Menge und Art), wobei große Mengen Alkohol sehr zuverlässig entweder Migräneattacken oder Kopfschmerzen auslösen. Weitere potenzielle Triggerfaktoren sind Änderungen des Schlaf-wach-Rhythmus mit längerem Schlafen am Wochenende oder Änderungen des Schlaf-wach-Rhythmus bei Urlaubsreisen, ausgelassene Mahlzeiten, Hypoglykämie und Hunger. Der Einfluss von Nahrungsmitteln als Auslöser wird meist überschätzt. Einzelne Patienten können aber zuverlässig angeben, dass der Genuss von Schokolade, bestimmten Süßigkeiten, bestimmten Käsesorten oder Südfrüchten Migräneattacken auslösen kann. Diätetische Maßregeln ergeben sich aber nur bei den Patienten, bei denen sich tatsächlich ein kausaler Zusammenhang zwischen dem Nahrungsmittel und der Auslösung von Migräneattacken nachweisen lässt (z. B. anhand eines Kopfschmerztagebuches).

Schwierig ist die Rolle des Alkohols. Am heftigsten umstritten ist die Rolle von Wein als Auslöser. So behaupten viele italienische Kopfschmerzforscher, dass französischer Rotwein Migräneattacken auslöse, während umgekehrt die französischen Kopfschmerzforscher italienische Weißweine anschuldigen. Viele Migränepatienten machen aber ihre eigenen Erfahrungen mit verschiedenen Alkoholsorten. Die meisten Migränepatienten meiden Alkohol ganz. Rauchen ist meist kein Auslöser, wohl aber längerer Aufenthalt in verqualmten Räumen.

## 22 Gibt es bei einzelnen Patienten immer dieselben Auslöser?

Triggerfaktoren sind extrem variabel und wirken sich auch von Patient zu Patient unterschiedlich aus. Interessant ist jedoch die Beobachtung, dass nicht jeder Triggerfaktor bei jedem Patienten und zu jedem Zeitpunkt eine Migräneattacke auslöst. Der zuverlässigste Auslöser von Migräneattacken ist allerdings zu hoher Alkoholkonsum. Manche Patienten berichten auch, dass sie nach einer Migräneattacke zunächst für einige Tage refraktär sind und Alkohol genießen können, ohne Angst haben zu müssen. Dies gilt auch für den Genuss bestimmter Nahrungsmittel, die sonst Migräneattacken auslösen können. Da die Rolle einzelner Triggerfaktoren von Patient zu Patient unterschiedlich ist, hat es auch keinen Sinn, hier generelle Therapieanweisungen wie beispielsweise strikte Diätvorschriften oder regelmäßiges Aufstehen zur selben Uhrzeit auch am Wochenende zu erteilen.

## 23 Kann die „Pille" eine hormonell bedingte Migräne beeinflussen?

Bei der menstruationsassoziierten Migräne müssen zwei Varianten unterschieden werden. Bei der ersten Variante treten Migräneattacken grundsätzlich und ausschließlich nur in zeitlichem Zusammenhang mit der Periodenblutung auf. Definitionsgemäß sind dies Attacken, die während der Periode sowie zwei Tage vor oder nach der Periode auftreten. Bei der zweiten Variante sind die Migräneattacken zum Zeitpunkt der Menstruation gehäuft, können aber auch zu anderen Zeiten des Zyklus auftreten. Klinische Studien und die Erfahrung zeigen, dass bei der Hälfte aller Frauen orale Kontrazeptiva eine menstruationsassoziierte Migräne nicht beeinflussen. Bei einem Viertel der Frauen steigt die Attackenfrequenz, bei einem weiteren Viertel nimmt die Attackenfrequenz ab. Leider ist im Einzelfall nicht vorhersehbar, wie eine individuelle Frau auf die Gabe von Hormonen reagiert. In letzter Zeit häufen sich allerdings Beobachtungen, dass es bei Frauen mit familiärer Migränebelastung erst nach den Wechseljahren – unter dem Einsatz von Hormonen zur Beeinflussung von Wechseljahrsbeschwerden oder zur Prophylaxe der Osteoporose – zur Manifestation einer Migräne kommen kann.

## 24   Kann niedriger Blutdruck Migräne auslösen?

Entgegen landläufiger Meinung besteht kein Zusammenhang zwischen der Höhe des Blutdrucks und einer Migräne. Dies gilt auch für die Tatsache, dass niedriger Blutdruck kein Auslöser für eine Migräneattacke ist. Niedrige, normale und hohe Blutdruckwerte finden sich bei Migränekranken genauso häufig wie in einer Kontrollpopulation ohne Migräne. Klinische Studien haben auch bei Patienten, die unter einer Migräne leiden, belegt, dass eine Prophylaxe mit Medikamenten, die den Blutdruck stabilisieren oder leicht anheben, nicht wirksam ist. Daher macht es auch keinen Sinn, Migränepatienten prophylaktisch mit blutdrucksteigernden Medikamenten (z. B. Etilefrin [z. B. Effortil®]) zu behandeln.

## 25  Welche Rolle spielen Wetterlage und Jahreszeit?

Die meisten Patienten machen Wetterwechsel als Auslöser für Migräneattacken verantwortlich. Dies ist im Einzelfall durchaus möglich, lässt sich aber statistisch in aller Regel nicht belegen. Gegen einen dominanten Einfluss des Wetters spricht die Tatsache, dass die Migräne bei fast allen Völkern gleich häufig ist, obwohl sich hier die Wetterbedingungen extrem unterscheiden. Umfangreiche Aufzeichnungen in Frankreich, die Kopfschmerztagebücher mit Wetterlagen korrelierten, ergaben ebenfalls keinen Zusammenhang zwischen Wetterwechsel, bestimmten Wetterlagen und der Häufigkeit von Migräneattacken. Eine Reihe von Patienten hat auch enttäuscht feststellen müssen, dass sich ihre Migräne nach Wegzug aus der Alpenregion und damit Vermeidung des Föhns als vermeintlichem Auslöser der Migräneattacken nicht verändert hat. In Kanada konnte allerdings ein warmer Wind, der von den Rocky Mountains kommt und unserem Föhn ähnelt, als Auslöser von Migräneattacken identifiziert werden.

Große epidemiologische Studien zeigen allerdings, dass die Migränehäufigkeit im Frühjahr und im Herbst höher ist als im Sommer und im Winter. Dies hat aber wahrscheinlich damit zu tun, dass im Frühjahr und Herbst die innere biologische Uhr umgestellt wird. Auch andere zyklisch auftretende Erkrankungen sind in dieser Zeit häufiger als im Sommer und im Winter. Wetter und Jahreszeit lassen sich allerdings nicht beeinflussen, haben daher auch keinen Einfluss auf die Therapie.

## 26  Kann Stress allein Migräneattacken auslösen?

Stress kann durchaus als Auslösefaktor für Migräneattacken wirken. Dies ist durch eine Reihe von prospektiven Studien belegt. Interessant ist allerdings, dass die Migräneattacken häufig nicht auftreten, während der Stress anhält, sondern, wenn die stressreiche Periode oder Zeit zu Ende ist. Dies könnte erklären, warum Migräneattacken häufiger am Wochenende auftreten als unter der Woche. Therapeutisch wird dies im Bereich der Verhaltenstherapie ausgenutzt, bei der unter anderem ein Stressbewältigungstraining vermittelt wird. Hier sollen Patienten lernen, Stressfaktoren rechtzeitig zu identifizieren und zu vermeiden. Extremster Stress allerdings verhindert Migräneattacken. Dies ist aus Zeiten lebensbedrohlicher Situationen, zum Beispiel auf der Flucht oder bei schwersten Krankheiten, bekannt. Hier muss allerdings noch angemerkt werden, dass der Stress nicht die Ursache für die Migräne ist, sondern lediglich einen Auslöser bei bestimmter Disposition darstellt.

## 27  Welche Rolle spielt der Schlaf?

Bei vielen Patienten beginnen Migräneattacken aus dem Schlaf heraus. Es ist nicht bekannt, welche physiologischen Veränderungen hierfür eine Rolle spielen. Eine Ursache könnte darin liegen, dass eine Vielzahl autonomer Funktionen während des Schlafs anders gesteuert wird als im Wachzustand. Bei einzelnen Menschen kann eine Veränderung des Schlaf-wach-Rhythmus zu Migräneattacken führen. Dies könnte erklären, warum Migräneattacken am Wochenende, wenn länger geschlafen wird, häufiger auftreten. Patienten, die dies anhand ihrer Tagebücher als Auslösefaktor identifiziert haben, sollten am Wochenende oder in den Ferien zur selben Uhrzeit aufstehen und ins Bett gehen wie während der Woche. Schlafentzug hat aber ebenfalls eine anfallsfördernde Wirkung.

## 28 Welchen Stellenwert haben Nahrungsmittel und Getränke?

Einer Vielzahl von Nahrungsmitteln wird angelastet, Migräneattacken auszulösen. Plazebokontrollierte Studien haben aber für keine dieser Substanzen tatsächlich eine migräneauslösende Wirkung belegen können. Untersucht ist dies für Schokolade und bestimmte Käsesorten. Patienten, die allerdings einzelne Nahrungsmittel als Auslöser identifiziert haben, verzichten in der Regel von sich aus auf diese Nahrungsmittel. Es macht daher keinen Sinn, komplizierte oder einschränkende Diäten zu verordnen oder anzuraten.

Wie unter Frage 21, S. 29, bereits erwähnt, ist Alkohol ein potenzieller Triggerfaktor. Dies gilt allerdings nicht für alle Migränepatienten. Die meisten Migränepatienten vermeiden den Genuss größerer Mengen Alkohol.

Abfall des Koffeinspiegels im Serum kann sowohl Kopfschmerzen wie Migräneattacken auslösen. Menschen, die regelmäßig und viel Kaffee trinken, sollten daher den Koffeinkonsum auch im Urlaub und am Wochenende beibehalten.

## 29 Können starke Sinnesreizungen eine Migräneattacke auslösen?

Extreme Sonneneinstrahlung, Flackerlicht, starker Lärm oder bestimmte Gerüche (insbesondere Chemikalien) können, wenn eine entsprechende innere Reaktionsbereitschaft besteht, eine Migräneattacke triggern. Migränekranke haben auch zwischen den Migräneattacken eine kortikale Übererregbarkeit, die sich psychophysisch durch erniedrigte Schwellen für Helligkeit, Geräuschempfindlichkeit und Geruchsempfindlichkeit dokumentiert. Auch die Schwellen, bei denen Licht und Lärm als unangenehm empfunden werden, sind bei Migränepatienten niedriger als bei gesunden Kontrollpersonen.

# Pathophysiologie

## 30 Wie entsteht die Migräne?

Die Migräne ist eine komplexe biologische Funktionsstörung des Gehirns, die zu einer intermittierenden Störung der trigeminovaskulären Innervation, zur Freisetzung vasoaktiver Neuropeptide, zur veränderten Transmission von Schmerzsignalen im Hirnstamm und zu einer Veränderung der kortikalen Erregbarkeit führt. Daneben kommt es offenbar auch zu Störungen autonomer Zentren im Hirnstamm und Mittelhirn. Die Basis dafür liefert wahrscheinlich eine biologische/genetische Disposition. Die Migräne ist ein Mosaik vieler Teilmechanismen. Dies erklärt auch, warum die Migräne in ihrer Ausprägung und Symptomatik von Patient zu Patient unterschiedlich verläuft und warum es keine einheitliche, für alle Patienten wirksame Akuttherapie und Prophylaxe gibt.

## 31  Woher kommt der Kopfschmerz bei der Migräne?

Nur wenige Strukturen innerhalb des Schädels sind schmerzempfindlich, dazu gehören die Dura und die großen Blutgefäße der Dura und des Gehirns. Schmerzempfindlich sind die Wände von Arterien, Arteriolen, Venen und Sinus. Die Hirnsubstanz selbst ist nicht schmerzempfindlich. Fast alle afferenten Schmerzinformationen aus Dura und Blutgefäßen werden über den 1. Trigeminusast geleitet, Schmerzsignale, die im Gesichtsbereich entstehen, dagegen über den 2. und 3. Trigeminusast. Afferente Informationen, die Schmerzsignale enthalten und supratentoriell entstehen, werden über den 1. Trigeminusast zum trigeminalen Kerngebiet im Hirnstamm geleitet. Schmerzinformationen, die unterhalb des Tentoriums entstehen, werden über die Wurzeln C2 und C3 zum spinalen Anteil des Nucleus caudalis des Nervus trigeminus fortgeleitet. Die genaue Entstehung des Kopfschmerzes beim Menschen bei der Migräne ist bisher nicht geklärt. Die besten pathophysiologischen Rückschlüsse lassen sich aus der Wirkung von Migränemitteln erklären. Spezifische Migränemittel wie die Triptane haben drei unterschiedliche Wirkungsmechanismen:

1. Sie führen zu einer Konstriktion dilatierter Arterien im Bereich der Dura und des Gehirns. Diesen Mechanismus haben auch die Mutterkornalkaloide. Eine Vasokonstriktion allein kann allerdings nicht für die therapeutische Wirkung verantwortlich sein, da reine Vasokonstriktoren wie beispielsweise Adrenalin keine Wirkung bei Migränekopfschmerzen haben.
2. Der zweite Mechanismus ist die Hemmung der Freisetzung von vasoaktiven Neuropeptiden, die während einer Migräneattacke freigesetzt werden (Abb. **5**). Sumatriptan beispielsweise führt zu einer Reduktion der Spiegel von „Calcitonin-gene-related peptide" (CGRP) im Blut der Vena jugularis. Die CGRP-Spiegel sind während einer Migräneattacke üblicherweise erhöht. Substanz P scheint in diesem Zusammenhang keine wichtige Rolle zu spielen. Dies wird auch dadurch dokumentiert, dass reine Substanz-P-Antagonisten bei der menschlichen Migräne nicht wirksam sind.
3. Der dritte Wirkungsmechanismus der Triptane ist die hemmende Wirkung an Neuronen des Nucleus caudalis des N. trigeminus, wobei diese Neurone Schmerzsignale aus der Dura und den Gefäßen der Dura vermitteln. Wahrscheinlich ist dies der wichtigste Wirkungsmechanismus. Eine hemmende Wirkung an diesen Neuronen konnte

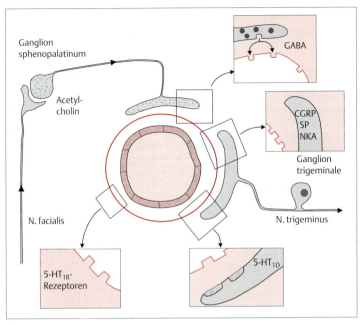

Abb. 5 Trigeminovaskuläres System. CGRP = Calcitonin-gene-related-peptide, SP = Substanz P, NKA = Neurokinin A.

auch im Tierexperiment durch Serotonin selbst belegt werden. Acetylsalicylsäure, die intravenös gegeben bei der Migräne ebenfalls wirksam ist, hat Angriffspunkte an diesen Neuronen im Hirnstamm. Opioidrezeptoren scheinen keine wichtige Rolle zu spielen, da Opioide bei der Migräne relativ schlecht wirksam sind.

Eine Vasodilatation von Arterien, von Dura und Gehirn könnte durchaus den pulsierenden Charakter der Kopfschmerzen bei der Migräne erklären. In den Gefäßwänden liegen nämlich afferente C-Faserendigungen, die Schmerzen vermitteln können.

Letztendlich ist nicht geklärt, über welchen Mechanismus es zur Vasodilatation kommt. Diese kann rein neuroanatomisch nur über efferente autonome Fasern des N. facialis vermittelt werden, die unter anderem im Ganglion sphenopalatinum umgeschaltet werden. Dies könnte die Beobachtung erklären, warum eine Lokalanästhesie des Ganglion sphenopalatinum in einzelnen Fällen einen Migränekopfschmerz unterbrechen kann.

## 32 Wie kommen Aura und vegetative Begleiterscheinungen zustande?

Die vegetativen Begleiterscheinungen wie Übelkeit und Erbrechen können am besten durch eine Aktivierung autonomer Zentren im Hirnstamm, z. B. in der Area postrema, erklärt werden. Wird beispielsweise im Tierexperiment der Sinus sagittalis superior elektrisch gereizt und die Aktivität der Neurone im Hirnstamm und Mittelhirn gemessen, so zeigt sich, dass nicht nur Neurone im Kerngebiet des N. trigeminus aktiviert werden, sondern auch solche in der Area postrema, einer Struktur, die für Übelkeit und Erbrechen verantwortlich ist. Licht- und Lärmempfindlichkeit lassen sich am ehesten durch eine Verstärkung der schon vorbestehenden Überempfindlichkeit des Cortex erklären. Dafür sprechen auch psychophysische Experimente während Migräneattacken, die eindeutig eine herabgesetzte Schwelle für die Empfindung für Licht und Lärm zeigen.

Bei der Aura kommt es zu neurologischen Reiz- und Ausfallerscheinungen, die sich langsam ausbreiten. Hier können sowohl positive Symptome wie Lichtblitze oder Kribbeln von negativen Symptomen wie Skotomen, Paresen oder einer Hypästhesie auftreten. Die Aura kann am besten durch das Phänomen der „spreading depression" erklärt werden. Hierbei handelt es sich um ein elektrophysiologisches Phänomen, das am Cortex von Ratten und Katzen experimentell ausgelöst werden kann. Es kommt kurzfristig zu einer Erregung des Cortex, die sich wellenförmig über die Hirnrinde ausbreitet. Gefolgt wird diese kurz dauernde Erregung dann von einer lang anhaltenden neuronalen Hemmung.

Neurophysiologisch ist es allerdings im normalen Zustand bisher nicht gelungen, bei Primaten oder Menschen experimentell eine „spreading depression" auszulösen. Dies mag aber daran liegen, dass die Patienten, bei denen dies versucht wurde, Patienten mit Epilepsie waren und die Eingriffe in der Temporalregion und nicht in der Okzipitalregion vorgenommen wurden.

Es gibt Untersuchungen mit der Positronenemissionstomographie, die nahelegen, dass es beim Menschen offenbar zu Beginn einer Migräneattacke wirklich eine „spreading depression" gibt. In dem Experiment einer Arbeitsgruppe aus Los Angeles konnte nachgewiesen werden, dass es zunächst zu einer Minderung des regionalen zerebralen Blutflusses von bis zu 40% in der Okzipitalregion kommt, wobei diese Durchblutungsminderung sich dann langsam nach parietal und temporal ausbreitet. Die Patienten, bei denen diese Messung durchgeführt wurden, hatten allerdings keine Aurasymptome, so dass möglicherweise eine „spreading depression" ablaufen kann, die nicht notwendigerweise zu Symptomen führt. Eine „spreading depression" während der Aura wurde in der Zwischenzeit durch funktionelle Kernspintomographie und Magnetenzephalographie nachgewiesen.

## 33 Was aktiviert das trigeminovaskuläre System?

Der Begriff trigeminovaskuläres System bezeichnet die Tatsache, dass alle Blutgefäße von Dura und Gehirn vom N. trigeminus innerviert werden. Das trigeminale System hat sowohl efferente wie afferente Fasern. Über die afferenten Fasern werden unter anderem auch Schmerzsignale transportiert (Abb. 5). Im Tierexperiment führt eine Elektrostimulation des Ganglion Gasseri zu einer Gefäßdilatation, zur Freisetzung vasoaktiver Neuropeptide und zu einer aseptischen Entzündung in der Umgebung von Duragefäßen. Beim Menschen ist aber nicht geklärt, ob dieser Mechanismus wirklich eine Rolle spielt und was das trigeminovaskuläre System aktivieren könnte. Untersuchungen mit Hilfe der Positronenemissionstomographie haben allerdings ein Zentrum mit erhöhter Durchblutung im Hirnstamm identifiziert, wobei dieses Zentrum auch aktiv ist, wenn der Kopfschmerz durch Therapie abgeklungen ist, die Attacke selbst aber noch anhält. Die so gemessenen erhöhten Durchblutungswerte lagen in Regionen, die für Schmerzmittelmodulation verantwortlich sind, wie dem Raphekern, dem Locus coeruleus und dem periaquäduktalen Grau.

## 34 Welche Rolle spielen die Gefäße der Hirnhaut und des Gehirns?

Die Blutgefäße von Hirnhaut und Gehirn sind die einzigen schmerzhaften Strukturen außer der Dura selbst. Sehr wahrscheinlich kommt es auch bei der menschlichen Migräne zu einer Dilatation der Gefäße von Hirnhaut und Gehirn. Die im Tierexperiment so wichtige aseptische perivaskuläre Entzündung ist aber beim Menschen bisher nicht belegt. Experimente an der Netzhaut mit Hilfe einer Fluoreszenzangiographie ergeben bisher keinen Hinweis, dass ein entsprechendes Phänomen beim Menschen während der Migräneattacke existiert. Sollten Schmerzsignale aber tatsächlich in der Gefäßwand entstehen, könnte dies gut den pulsierenden Charakter der Kopfschmerzen bei einer Migräne erklären.

## 35 Warum ist der Kopfschmerz bei der Migräne einseitig?

Dieses Phänomen ist bisher schwer zu erklären. Das schmerzleitende System selbst ist halbseitig organisiert. Der in den Positronenemissionstomographien gefundene „Migränegenerator" ist ebenfalls einseitig und zwar kontralateral zur Seite des Kopfschmerzes lokalisiert. Ungeklärt ist allerdings, warum der Kopfschmerz von Attacke zu Attacke wechseln kann oder warum er auch bei einer Reihe von Patienten innerhalb der Attacke die Seite wechselt.

## 36  Wie kommt es zu den verschiedenen Migräneformen?

Die Tatsache, dass manche Patienten lebenslang nur eine Migräne ohne Aura und andere reproduzierbar ausschließlich Migräneattacken mit Aura haben, ist sehr wahrscheinlich genetisch terminiert. Nur ein genetischer Polymorphismus kann die gesamte Variationsbreite der Migräne mit all ihren Erscheinungsformen erklären.

## 37  Ist die Migräne eine Erbkrankheit?

Familienstudien und Zwillingsstudien legten bereits sehr früh nah, dass bei der Migräne Erbfaktoren eine sehr wichtige Rolle spielen. So ist die Neigung zu Migräne bei eineiigen Zwillingen doppelt so hoch wie bei zweieiigen Zwillingen. Für eine spezielle Migräneform, nämlich die familiäre hemiplegische Migräne, die sich dominant vererbt und bei der es während der Migräneattacke zu heftigen neurologischen Ausfällen bis hin zur Hemiplegie kommt, konnten in der Zwischenzeit drei verschiedene Gendefekte auf den Chromosomen 1 und 19 identifiziert werden. Bei dem Defekt auf dem Chromosom 19 handelt es sich um einen Bereich, in dem ein zerebraler P/Q-Kalziumkanal kodiert wird. Dieser wird fast ausschließlich an Neuronen des zentralen Nervensystems exprimiert. Er hat seine höchste Dichte im Hirnstamm im Bereich schmerzmodulierender Systeme und im Bereich des Okzipitalpols. Dies könnte erklären, warum Aurasymptome überwiegend visueller Natur sind. Die Chromosomenveränderung auf dem Chromosom 1 liegt nahe an einem Genlokus, der für die Funktion eines Natriumkanals wichtig ist. Inwieweit diese genetischen Veränderungen auch für die normale Migräne mit und ohne Aura eine Rolle spielen, ist bisher ungeklärt.

Die Tatsache, dass bei der Migräne die Genetik eine wichtige Rolle spielt, erklärt auch, warum die Krankheit selbst nicht heilbar ist. Es ist lediglich möglich, akute Migräneattacken zu behandeln und bei häufigen Attacken eine wirksame Prophylaxe zu betreiben.

## 38   Gibt es Verbindungen zu anderen Erkrankungen?

Bei Kindern ist die Migräne sehr häufig mit der so genannten Bewegungskrankheit verknüpft. Darunter versteht man das plötzliche Auftreten von Schwindel, Übelkeit und Erbrechen beispielsweise beim Autofahren, beim Fahren auf einem Schiff oder in Vergnügungsparks. Hier besteht offenbar eine gemeinsame Disposition. Im Erwachsenenalter zeigen große epidemiologische Untersuchungen eine überzufällige Assoziation der Migräne mit Depressionen und Angsterkrankungen. Die Assoziation mit Depressionen könnte auch erklären, warum bei manchen Patienten trizyklische Antidepressiva migräneprophylaktisch wirksam sind. Bei Angsterkrankungen ist insbesondere die Neigung zu Panikattacken häufiger bei Migränepatienten als bei Kontrollpersonen. Dies ist von therapeutischer Bedeutung, da β-Rezeptorenblocker sowohl bei Migräne als auch bei Panikattacken wirksam sein können. Weitere Assoziationen der Migräne bestehen mit dem essenziellen Tremor und dem Colon irritabile.

Eine negative Assoziation besteht bezüglich der chronischen Alkoholkrankheit und Migräne: Migränepatienten werden fast nie alkoholkrank. Dass es sich hier um einen genetischen Faktor handeln muss, zeigen Familienuntersuchungen, die belegen, dass auch direkte Familienangehörige von Migränepatienten, die selbst nicht unter einer Migräne leiden, sehr viel seltener alkoholkrank werden als Familienangehörige von Kontrollpersonen. Hier zeigt sich ein interessanter Gegensatz zum Cluster-Kopfschmerz. Etwa die Hälfte aller Patienten mit Cluster-Kopfschmerzen sind alkoholabhängig. Auch das Rauchverhalten ist bei Migränepatienten und Cluster-Patienten sehr unterschiedlich. Die meisten Migränepatienten rauchen nicht. Fast alle Patienten mit Cluster-Kopfschmerz sind starke Raucher.

Andere Assoziationen zwischen Migräne und Erkrankungen mit genetischer Disposition sind bisher nicht ausreichend untersucht. Es besteht aber keine Beziehung zur Schizophrenie, zu bipolaren Erkrankungen mit Manie sowie zu neurodegenerativen Erkrankungen.

# Diagnostik

## 39 Wie verlässlich ist die Selbstdiagnose Migräne?

Sehr viele Patienten sind sehr wohl in der Lage, die Diagnose einer Migräne selbst zu stellen. Dies ist besonders leicht, wenn eine familiäre Disposition besteht. Sind die Kopfschmerzen allerdings bilateral und diffus und stehen vegetative Begleiterscheinungen nicht im Vordergrund, ist es für Betroffene schwer, die richtige Diagnose zu stellen. Interessant ist die Beobachtung, dass Patienten in ihrer diagnostischen Einstufung meist sicherer sind als bestimmte Facharztdisziplinen.

## 40 Wonach muss man fragen?

Die Diagnose einer Migräne lässt sich meist schon nach wenigen Fragen stellen.

1. Bei Migräne muss der Kopfschmerz periodisch sein, das heißt, zwischen den einzelnen Attacken besteht Beschwerdefreiheit.
2. Die Kopfschmerzen haben in der Regel einen pulsierend-pochenden, stechenden Charakter. Dumpf drückende Kopfschmerzen sind eher selten.
3. Die Kopfschmerzen sind in zwei Drittel der Fälle und der Attacken halbseitig, können aber durchaus zwischen den Attacken und innerhalb einer Attacke die Seite wechseln. Bei einem Drittel der Patienten werden die Kopfschmerzen im ganzen Kopf und im Nacken empfunden.
4. Die Kopfschmerzen nehmen durch körperliche Aktivität wie Tragen schwerer Gegenstände, Bücken und Aufrichten zu.
5. Typische Begleiterscheinungen sind Appetitlosigkeit, Übelkeit und Erbrechen. Es gibt aber auch Migräneattacken, die ganz ohne vegetative Begleiterscheinungen ablaufen.
6. Weiterhin sollte nach typischen Aurasymptomen gefragt werden wie Sehstörungen, Sensibilitätsstörungen, Sprach- oder Sprechstörungen oder motorische Ausfälle. Die Aura tritt in der Regel vor den Kopfschmerzen auf, und das Symptom entwickelt sich langsam.
7. Es sollte nach den typischen Begleiterscheinungen wie Licht- und Lärmempfindlichkeit und Überempfindlichkeit gegen Gerüche gefragt werden.
8. Es sollte die Attackendauer erfragt werden. Bei Erwachsenen dauern Migräneattacken zwischen 4 und 72 Stunden. Bei Kindern ist die Attackendauer kürzer. Bei der menstruellen Migräne kann die Dauer über 72 Stunden liegen.
9. Alter beim ersten Auftreten? Die Migräne beginnt typischerweise im Kindesalter oder während der Pubertät. Kopfschmerzen, die jenseits der Menopause auftreten oder jenseits des 60. Lebensjahres, sind eher symptomatischer Natur, als dass es sich um eine Migräne handelt.

**10.** Welche Therapie hilft bei Kopfschmerzen? Kopfschmerzen, die auf eine Behandlung mit Mutterkornalkaloiden oder einem Triptan ansprechen, sind eine Migräne. Reagieren die Kopfschmerzen dreimal hintereinander nicht auf Triptane, bestehen Zweifel an der Diagnose. In den meisten Fällen handelt es sich dann um einen atypischen Spannungskopfschmerz.

**11.** Wichtig ist auch die Frage nach Auslösefaktoren. Diese spielen bei der Migräne eine sehr viel wichtigere Rolle als bei Spannungskopfschmerzen.

## 41 Worauf sollte man bei der Anamnese bei Kindern achten?

Auch bei Kindern gibt es eine Migräne. Zunächst sollte gefragt werden, ob es auch in der Familie Patientinnen und Patienten mit Migräne gibt. Dann sollte nach dem typischen Ablauf mit Kopfschmerzen, Übelkeit, Erbrechen und vermehrtem Schlafbedürfnis gefragt werden. Bei Kindern sind die Attacken deutlich kürzer (meist im Mittel nur 4 Stunden lang) und die vegetativen Symptome ausgeprägter als bei Erwachsenen. Es gibt zwei Varianten der kindlichen Migräne, die sogar ohne Kopfschmerzen einhergehen. Bei der einen Variante handelt es sich um das zyklische Erbrechen, bei dem ohne erkennbare Ursache Übelkeit und Erbrechen auftritt, verbunden mit Bauchschmerzen. Die zweite Variante ist der paroxysmale Schwindel, bei dem es zu heftigem Drehschwindel, Nystagmus, Übelkeit und Erbrechen kommt.

Kommt es allerdings bei Kindern zu progredienten Kopfschmerzen und Erbrechen, muss eine symptomatische Ursache wie eine beginnende Meningoenzephalitis oder eine Liquorabflussstörung ausgeschlossen werden.

## 42   Ist es sinnvoll, Fragebogen einzusetzen?

Der Autor dieses Buches setzt in der Anamnese keine Fragebögen ein. Es ist sehr viel sinnvoller, die Anamnese mit dem Patienten gemeinsam zu erheben, da man dann flexibel in der Variation seiner Fragen ist. Die Patienten haben auch zu Recht das Gefühl, dass sich der betreuende Arzt sehr viel mehr für ihre Anamnese interessiert, wenn diese persönlich und nicht über einen Fragebogen erhoben wird. Fragebogen sind lediglich sinnvoll, wenn es um die Erfassung bisher durchgeführter technischer Zusatzuntersuchungen und bisher eingesetzter Medikamente zur Akuttherapie und zur Prophylaxe und deren Erfolg oder Misserfolg geht. Diese Angaben können viele Patienten nicht aus der Erinnerung heraus machen und müssen dazu auf Aufzeichnungen des Hausarztes oder eigene Aufzeichnungen zurückgreifen. Sollen Fragebogen eingesetzt werden, können diese in der Regel bei den großen pharmazeutischen Firmen, die Kopfschmerzmittel vertreiben, angefordert werden.

## 43 Wann sollte man den Patienten bitten, ein Kopfschmerztagebuch zu führen?

Kopfschmerztagebücher haben eine wichtige Bedeutung für die diagnostische Zuordnung eines Kopfschmerzes und die Überprüfung des Therapieerfolges bei einer eingeleiteten Behandlung. Hat man Zweifel an der diagnostischen Zuordnung einer Kopfschmerzart, wird der Patient gebeten, über einen Zeitraum von 1–2 Monaten Häufigkeit, Charakteristik und Begleitsymptome des Kopfschmerzes sowie eventuelle Triggerfaktoren zu notieren. Besonders wichtig sind Kopfschmerztagebücher zur Dokumentation des Therapieerfolges oder -misserfolges im Rahmen einer Migräneprophylaxe. Patienten tendieren dazu, die Häufigkeit und Schwere von Migräneattacken zu unter- oder überschätzen. Leitet man eine Migräneprophylaxe ein, sollten die Patienten gebeten werden, Häufigkeit, Dauer und Schwere der Migräneattacke zu dokumentieren und ebenfalls die eingenommene Akutmedikation zu notieren. Kopfschmerztagebücher sollten möglichst einfach sein und vom Format her in einer Jackentasche oder Handtasche mitgeführt werden können. Gelegentlich reicht es auch, wenn sich Patienten die entsprechenden Charakteristika ihrer Kopfschmerzen in ihr Tagebuch oder ihren Terminkalender eintragen.

## 44 Was soll in dem Kopfschmerztagebuch notiert werden?

Geht es um die prospektive Erfassung eines Kopfschmerzsyndroms oder um die Klärung eines Mischkopfschmerzes, sollten die Patienten Häufigkeit, Intensität und Dauer der Kopfschmerzen notieren, ferner Begleiterscheinungen, die eingenommene Akutmedikation und die Wirksamkeit der Akutmedikation. Im Rahmen der Kopfschmerzprophylaxe werden Häufigkeit, Dauer und Intensität der Kopfschmerzattacken sowie die eingenommene Akutmedikation notiert. Nach etwa 2 Monaten lässt sich dann ermessen, ob es wirklich zu einer signifikanten Abnahme der Kopfschmerzhäufigkeit kam.

## 45 Worauf sollte man bei der körperlichen Untersuchung besonders achten?

Die körperliche Untersuchung dient in erster Linie dazu, Kopfschmerzen anderer Art zu erkennen bzw. Befunde zu erheben, die mit einer Migräne nicht zu vereinbaren sind. Die Untersuchung beginnt mit der Spiegelung des Augenhintergrundes, um einen erhöhten Hirndruck mit Stauungspapillen auszuschließen. Dann erfolgt eine Prüfung des Visus und fingerperimetrisch des Gesichtsfeldes. Hypophysenadenome, die durchaus zu ausgeprägten Kopfschmerzen führen können, führen, wenn sie groß sind und suprasellär wachsen, zu einer bitemporalen Hemianopsie. Ein intakter Geruchssinn schließt ein Olfaktoriusmeningiom aus. Ein Horner-Syndrom (Miosis, Ptosis, Enophthalmus) im Zusammenhang mit Kopfschmerzen könnte auf eine Erkrankung des Hirnstammes oder eine Karotis- bzw. Vertebralisdissektion hinweisen. Sensibilitätsstörungen im Trigeminusbereich, insbesondere in Kombination mit einer Atrophie und Schwäche der Kaumuskulatur, spricht für ein Trigeminusneurinom oder eine Metastase in der mittleren Schädelgrube. Die Untersuchung der Kiefergelenke erfolgt, um eine Myatropathie des Kiefergelenkes auszuschließen. Hier wird darauf geachtet, ob sich die Kiefergelenke symmetrisch öffnen und schließen lassen. Dann werden, insbesondere bei Patienten im Alter über 50 Jahren, die Arterien der Kopfhaut ertastet. Sind diese verdickt und druckschmerzhaft, ergibt das Hinweise für eine Arteriitis temporalis. Als Letztes wird die Beweglichkeit der Halswirbelsäule in allen drei Achsen untersucht. Hierbei muss allerdings beachtet werden, dass sich bei Patienten, die unter Kopfschmerzen leiden, die Nackenmuskulatur reflektorisch anspannt, so dass die Beweglichkeit der Halswirbelsäule eingeschränkt sein kann. Die Beweglichkeit der Halswirbelsäule nimmt mit zunehmendem Alter ab. Aus der Tatsache, dass die Beweglichkeit der Halswirbelsäule eingeschränkt ist, kann allerdings nicht geschlossen werden, dass ein Kopfschmerz von der Halswirbelsäule kommt.

Dann wird der Reflexstatus untersucht und auf pathologische Reflexe geachtet. Als Letztes erfolgt eine kursorische Überprüfung der Motorik, der Sensibilität und der Koordination.

Handelt es sich bei dem Patienten um eine Person, die zum ersten Mal im Leben heftigste, nicht gekannte Kopfschmerzen erleidet, wird zunächst überprüft, ob ein Meningismus vorliegt und erhöhte Temperatur als Hinweis entweder auf eine Subarachnoidalblutung oder eine beginnende Meningoenzephalitis. Dann wird der Blutdruck gemessen, um eine hypertensive Krise auszuschließen.

## 46 Sind bei typischer Anamnese und normalem neurologischem Befund bildgebende diagnostische Maßnahmen notwendig?

Nach den Empfehlungen der amerikanischen Akademie für Neurologie gibt es keine Notwendigkeit, bei typischer Anamnese für eine Migräne und normalem neurologischem Befund eine Computertomographie oder eine Kernspintomographie zu veranlassen. Die Trefferquote, einen pathologischen Befund zu erheben, der in Zusammenhang mit den Kopfschmerzen steht, ist so gering, dass kein vernünftiges Kosten-Nutzen-Verhältnis besteht.

## 47  Wann sind bildgebende Verfahren indiziert?

Bildgebende Verfahren sind immer dann indiziert, wenn Anamnese und Befund nicht mit einem der typischen idiopathischen Kopfschmerzsyndrome wie Migräne, Spannungskopfschmerz und Cluster-Kopfschmerz zu vereinbaren sind oder wenn ein symptomatischer Kopfschmerz vermutet wird.

1. Bei einem erstmals im Leben auftretenden heftigen, unerträglichen Kopfschmerz mit Punctum maximum im Nacken, insbesondere, wenn er mit Meningismus einhergeht, muss durch ein Computertomogramm (CT) eine Subarachnoidalblutung ausgeschlossen werden. Besteht gleichzeitig erhöhte Temperatur, muss eine Liquorpunktion zum Ausschluss einer beginnenden Meningoenzephalitis durchgeführt werden.
2. Hat ein Patient seit vielen Jahren Migräne und kennt die typische Charakteristik seiner Migräneattacken und berichtet über völlig andere, an Häufigkeit und Intensität zunehmende Kopfschmerzen, sollte ein CT oder eine Magnetresonanztomographie (MRT) durchgeführt werden.
3. Bestehen neben den Kopfschmerzen neurologische Herdsymptome außerhalb der Aura, muss dies ebenfalls Anlass sein, bildgebende Diagnostik durchzuführen. Dazu zählen Paresen, bleibende Sensibilitätsstörungen, Sprech- oder Sprachstörungen oder neuropsychologische Defizite.
4. Bei Kopfschmerzen, die an Intensität und Häufigkeit zunehmen und mit erhöhter Temperatur einhergehen, muss eine entzündliche Erkrankung des ZNS, insbesondere eine tuberkulöse Meningitis oder eine Borreliose, ausgeschlossen werden.
5. Ein CT oder eine MRT ist dann indiziert, wenn ein Patient, der unter einer gelegentlichen Migräne mit Aura leidet, plötzlich gehäufte Auren verspürt. Dies kann Hinweis für eine blande Subarachnoidalblutung, eine Sinusvenenthrombose, eine beginnende Meningoenzephalitis oder eine andere organische Ursache von Kopfschmerzen sein.
6. Ein CT sollte durchgeführt werden, wenn ein Patient befürchtet, dass seine Kopfschmerzen durch einen Hirntumor bedingt sind, und dem Arzt es nicht gelingt, diese Bedenken auszuräumen. In diesen Fällen

sollte der Patient allerdings Kopien der angefertigten CT-Bilder erhalten, um zu verhindern, dass bei jedem neuen Arztkontakt erneut CT-Aufnahmen durchgeführt werden.

**7.** Besteht der Verdacht auf eine Sinusitis maxillaris, ethmoidalis oder frontalis, ist in der Zwischenzeit die Computertomographie das zuverlässigste Verfahren, diese Verdachtsdiagnose zu bestätigen oder auszuschließen.

Diagnostik

## 48 Wann sollte ein CT oder eine MRT veranlasst werden?

Mit Hilfe der Nativ-Computertomographie und ggf. der Kontrastmittelgabe können alle strukturellen Läsionen des Gehirns ausgeschlossen oder bestätigt werden, die zu Kopfschmerzen führen können. Dazu zählen unter anderem Ischämien, Blutungen, epidurale und subdurale Hämatome, Hydrozephalus, maligne Tumoren, Angiome und granulomatöse entzündliche Veränderungen bzw. Abszesse. Mit Hilfe der modernen Spiral-CT-Verfahren können in der Zwischenzeit auch Sinusvenenthrombosen nachgewiesen werden. Derzeit gibt es keine Rechtfertigung, bei einem Patienten, der ausschließlich unter Kopfschmerzen leidet, eine Kernspintomographie durchzuführen. Die Untersuchung ist teurer und kann schwerwiegende Ursachen von Kopfschmerzen wie z.B. eine Subarachnoidalblutung übersehen. Für Migränepatienten ist ein Kernspintomogramm sogar potenziell gefährlich. Bei vielen Migränepatienten, insbesondere bei solchen, die unter einer Migräne mit Aura leiden, finden sich in den $T_2$-gewichteten MRT-Bildern hyperdense Veränderungen im Marklager. Diese sind ohne Krankheitswert. Radiologen, denen dieser Tatbestand nicht vertraut ist, sind dann geneigt, die Veränderungen als Durchblutungsstörungen oder als Multiple Sklerose anzusehen, was dann zu einer Verunsicherung des Patienten und unnötigen weiteren diagnostischen Maßnahmen führt. Wichtig ist allerdings, dass Anamnese, klinischer Befund und CT-Befund in Übereinstimmung gebracht werden. So gibt es durchaus pathologische CT-Befunde, die nicht notwendigerweise mit Kopfschmerzen assoziiert sein müssen. Dazu zählen beispielsweise Arachnoidalzysten ohne raumfordernde Wirkung, kleine Angiome, kleine Meningeome und ein alter kompensierter Hydrozephalus.

## 49 Welche anderen sinnvollen Zusatzuntersuchungen gibt es, und wann sollten sie einsetzen?

Kopfschmerzen lassen sich meist durch Anamnese, klinischen Befund und CT abklären. Das EEG ist bei Migränepatienten häufig dysrhythmisch. Allerdings ist es nicht geeignet, die Diagnose zu sichern oder auszuschließen, da auch bei Menschen ohne Kopfschmerzen das EEG dysrhythmisch sein kann. Es ist allerdings in der Differenzialdiagnose zwischen fokalen Anfällen und Migräneauren außerordentlich hilfreich.

Laboruntersuchungen, insbesondere Blutbild, Blutsenkung und CRP, sollten durchgeführt werden, wenn der Verdacht auf eine Arteriitis temporalis besteht. Bestehen chronische Kopfschmerzen und zusätzlich Gewichtsverlust und Tachykardie, sollte eine Hyperthyreose ausgeschlossen werden. Besteht vermehrte Müdigkeit, Bradykardie und Gewichtszunahme muss eine Hypothyreose ausgeschlossen werden. Auch massive Hyperkalzämien können zu Kopfschmerzen führen.

Eine wichtige Zusatzuntersuchung bei neu aufgetretenen Kopfschmerzen ist die Liquorpunktion. Dadurch können eine Subarachnoidalblutung, auch wenn sie längere Zeit zurückliegt, und eine beginnende Meningoenzephalitis ausgeschlossen werden.

Die Dopplersonographie und Duplexsonographie dient zur Diagnose oder zum Ausschluss einer Karotisdissektion oder einer Vertebralisdissektion, die beide neben passageren neurologischen Defiziten zu Kopf-, Gesichts- und Halsschmerzen führen können.

Durch die transkranielle Dopplersonographie können große Angiome mit großem Shunt-Volumen ausgeschlossen werden, die gelegentlich zu einer erhöhten Rate an Migräneauren führen können.

Sinnlose Untersuchungen sind die Röntgenaufnahmen des Schädels, da diese nicht in der Lage sind, wesentliche pathologische Befunde zu erkennen und damit nur eine unnötige Strahlenbelastung bedingen. Dies gilt auch für Leeraufnahmen der Halswirbelsäule, da knöcherne Veränderungen der HWS in aller Regel nicht mit Kopfschmerzen einhergehen. Die Positronenemissionstomographie wird ausschließlich im Rahmen wissenschaftlicher Untersuchungen durchgeführt. Sinnlos ist auch die Single-Photon-Emissions-Computertomographie (SPECT), die zwar schöne bunte Bilder liefert, für die Diagnose Kopfschmerzen aber ohne Bedeutung ist. Unsinnig ist ferner die Messung von Schwermetallen im Blut, außer bei Menschen, die aus Berufsgründen mit hohen Konzentrationen an Schwermetallen wie beispielsweise Quecksilber in Kontakt kommen.

## 50 Welchen Typ von Kopfschmerzen sollte man an welchen Fachkollegen überweisen?

Die meisten praktischen Ärzte und Internisten sind in der Lage, anhand von Anamnese und körperlichem Befund die Diagnose Migräne zu stellen. Bestehen allerdings Zweifel an der Diagnose oder macht es Schwierigkeiten, eine Migräneaura von transienten ischämischen Attacken oder fokalen epileptischen Anfällen zu differenzieren, sollte ein Neurologe hinzugezogen werden. Bestehen Fragen zur Akuttherapie oder zur Prophylaxe, macht es Sinn, einen an Kopfschmerzen interessierten Neurologen oder Schmerztherapeuten hinzuzuziehen. Hier sollten allerdings zuvor Erkundigungen eingezogen werden, da sich nicht alle Neurologen und Schmerztherapeuten für Kopfschmerzen interessieren oder für deren Behandlung besonders qualifiziert sind.

Wird eine internistische Ursache für intermittierende oder chronische Kopfschmerzen vermutet, wie z. B. hypertensive Krisen oder eine endokrinologische Erkrankung, erfolgt die Überweisung zum Internisten. Ergibt die Anamnese belastungsabhängige Schmerzen im Kiefergelenk und in der Schläfenregion nach längerem Kauen und morgens nach dem Aufwachen, die sich im Laufe des Tages bessern, erfolgt eine Überweisung zum Kieferorthopäden. Eine Myathropathie des Kiefergelenkes wird allerdings in vielen Fällen nicht zu Kopfschmerzen, sondern überwiegend nur zu Schmerzen im Kiefergelenk führen. Bestehen dumpf drückende Schmerzen im Gesicht oder im Bereich der Stirn und sind die Nervenaustrittspunkte druckschmerzhaft, sollte eine Überweisung zum Hals-Nasen-Ohrenarzt zum Ausschluss einer Sinusitis maxillaris oder frontalis erfolgen. Bestehen heftige einseitige Gesichtsschmerzen mit Punctum maximum im Bereich des Auges, muss von einem Ophthalmologen ein Glaukomanfall ausgeschlossen werden. Brechungsanomalien führen gelegentlich zu Kopfschmerzen nach längerem Lesen oder bei der Bildschirmarbeit, aber nicht zu Migräne. Bei einer menstruationsgebundenen Migräne ist die Überweisung zum Frauenarzt meist ohne therapeutischen Zugewinn. Absolute Hormonspiegel und Messungen in bestimmten Phasen des Zyklus haben keine diagnostische oder therapeutische Aussagekraft. Desgleichen ist die Behandlung mit Hormonen ausschließlich pragmatisch, und es kann nicht vorausgesagt werden, welche Frauen auf die Behandlung mit einer Verschlechterung oder einer Verbesserung der Migräne reagieren.

## Diagnostik

Bei Migräne ist die Überweisung zum Orthopäden nicht sinnvoll, da die Halswirbelsäule keinen Bezug zur Migräne hat.

Besteht eine Begleitdepression im Rahmen der Migräne oder unabhängig von der Migräne eine Depression, sollte ein Psychiater zur Mitbehandlung hinzugezogen werden. Hier muss allerdings darauf aufmerksam gemacht werden, dass die modernen selektiven Serotoninwiederaufnahmehemmer wie auch die modernen MAO-Hemmer keine therapeutische Wirkung bei Migräne oder Spannungskopfschmerz haben. Beim chronischen Spannungskopfschmerz sind lediglich die „altmodischen" trizyklischen Antidepressiva wirksam.

## 51 Welche anderen Kopfschmerzerkrankungen sind differenzialdiagnostisch zu berücksichtigen?

**Migräneaura.** Die Migräneaura kann mit transienten ischämischen Attacken oder fokalen epileptischen Anfällen verwechselt werden. Typisch für die Migräneaura ist, dass sie sich langsam über einen Zeitraum von 5–20 Minuten entwickelt und auch langsam wieder zurückbildet. Bei transienten ischämischen Attacken sind die neurologischen Ausfälle von einer Sekunde auf die andere in voller Ausprägung vorhanden.

**Fokale epileptische Anfälle.** Bei fokalen epileptischen Anfällen entwickeln sich die neurologischen Ausfälle innerhalb weniger Sekunden bis maximal 1–2 Minuten. Im Vordergrund stehen hier positive Symptome wie beispielsweise klonische Zuckungen oder eine tonische Verkrampfung. Dies gibt es im Rahmen einer Migräneaura fast nie. Differenzialdiagnostische Schwierigkeiten ergeben sich insbesondere, wenn fokale Anfälle im visuellen Assoziationscortex ablaufen. Es kann dann zu visuellen Halluzinationen kommen, wie sie gelegentlich auch während Migräneauren beobachtet werden. Im Zweifelsfall hilft das Elektroenzephalogramm weiter.

**Cluster-Kopfschmerz.** Der Cluster-Kopfschmerz betrifft überwiegend Männer. Die Attacken treten in Clustern gehäuft auf, meistens nachts aus dem Schlaf heraus. Sie dauern zwischen 30 Minuten und 2 Stunden, sind immer einseitig, wechseln fast nie die Seite und sind von höchster Intensität. Begleitet werden sie von Augentränen und Nasenlaufen. Migräneattacken im Gegensatz dazu treten niemals zwei- bis dreimal am Tag auf und beginnen auch meistens in den frühen Morgenstunden und nicht inmitten der Nacht. Augentränen und Nasenlaufen gibt es allerdings auch bei der Migräne.

**Chronisch paroxysmale Hemikranie.** Diese Krankheit tritt überwiegend bei Frauen auf. Es kommt zu sehr häufigen kurzen, meist nur 15–30 Minuten anhaltenden heftigen einseitigen Schmerzattacken im Bereich des Kopfes und des Gesichtes, die durchaus mit leichter Übelkeit verbunden sein können. Es kommt aber auch praktisch nie wie bei der Migräne zum Erbrechen. Zwischen den einzelnen Attacken sind die Betroffenen schmerzfrei.

**Arteriitis temporalis.** Bei der Arteriitis temporalis, die bei älteren Menschen vorkommt, kann es zu Beginn durchaus zu intermittierenden pulsierenden und pochenden Kopfschmerzen kommen, die an eine Migräne erinnern. Dann geht der Kopfschmerz allerdings langsam in einen an Intensität zunehmenden Dauerkopfschmerz über, der beispielsweise durch Kauen und Sprechen akzentuiert wird. Typisch sind die verdickt und schmerzhaft tastbaren Arterien der Kopfhaut, die erhöhte Blutsenkungsgeschwindigkeit, CRP und die Leukozytose. Die Hälfte der betroffenen Patienten leidet gleichzeitig unter einer Polymyalgia rheumatica.

**Spannungskopfschmerz.** Gelegentlich ist es sehr schwer, einen atypischen Spannungskopfschmerz, der mit Übelkeit und pulsierenden holokraniellen Kopfschmerzen einhergeht, von einer Migräne zu differenzieren. Die Begleitsymptome wie Lichtscheu, Lärmempfindlichkeit, Übelkeit und Erbrechen können durchaus im Extremfall bei beiden Kopfschmerzformen vorkommen. Hier hilft gelegentlich lediglich der differenzialtherapeutische Einsatz von Mutterkornalkaloiden oder von einem Triptan. Spricht der Kopfschmerz zuverlässig auf die orale oder subkutane Gabe eines Triptans an, ist die Diagnose einer Migräne außerordentlich wahrscheinlich.

## 52 Welche Symptome kommen nur bei der Migräne vor?

Eine visuelle Aura mit Flimmerphänomen, wandernden Fortifikationsspektren und sich langsam ausdehnenden Skotomen gibt es nur bei der Migräne. Die vegetativen Begleiterscheinungen wie Übelkeit, Erbrechen, Lichtscheu und Lärmempfindlichkeit kann es in abgemilderter Form jedoch auch bei anderen Kopfschmerzen geben.

## 53 Gibt es einen rein zervikogenen Kopfschmerz?

Knöcherne Veränderungen der Halswirbelsäule können zu Nacken- und Hinterkopfschmerzen führen, die in die Arme ausstrahlen. Es gibt allerdings keinen Zusammenhang zwischen knöchernen Veränderungen der Halswirbelsäule und der Migräne. Ein eigenständiges Krankheitsbild ist der so genannte zervikogene Kopfschmerz. Es handelt sich um einen strikt einseitigen heftigen Schmerz, der vom Nacken ausgeht und über die Parietalregion bis ins Gesicht einstrahlt. Die Schmerzen dauern mehrere Stunden, manchmal sogar einen ganzen Tag an. Sie können durchaus mit Lichtempfindlichkeit und Übelkeit einhergehen. Der wichtigste Differenzierungsfaktor zur Migräne ist die Tatsache, dass diese Schmerzen reproduzierbar durch eine bestimmte Kopfhaltung oder Kopfdrehung ausgelöst werden können. Verantwortlich ist bei diesen Kopfschmerzen eine Irritation der Wurzeln C2 oder C3, meist durch knöcherne Veränderungen im Rahmen von Spondylarthrosen oder lateralen Bandscheibenvorfällen. Der zervikogene Kopfschmerz ist – im Gegensatz zur Migräne – einer medikamentösen Behandlung nicht zugänglich. Mutterkornalkaloide und Triptane wirken nicht. Die Diagnose wird gestellt durch eine unter Bildwandlerkontrolle durchgeführte lokale Blockade der Wurzel C2, die die Symptome innerhalb von einigen Minuten zum Abklingen bringt.

## 54 Kann bei der Migräne der Nacken schmerzen, wenn ja, warum?

Schmerzhaft im Gehirn sind die Hirnhaut und die Blutgefäße des Gehirns und der Dura. Alle Schmerzsignale, die infratentoriell entstehen, werden über die Wurzeln C2 und C3 zum Nucleus caudalis des Nervus trigeminus geleitet. Dieser hat einen zervikalen Anteil. Schmerzsignale in diesem Bereich führen reflektorisch zu einer Anspannung der Nackenmuskulatur. Dies hat physiologische Bedeutung, da plötzliche Kopfbewegungen den Kopfschmerz verstärken würden. Die Verspannung der Nackenmuskulatur ist daher also Folge des Kopfschmerzes und nicht dessen Ursache. Dieser Schluss kann daraus gezogen werden, weil die Spannung der Nackenmuskulatur sofort nachlässt, wenn die Kopfschmerzen beispielsweise durch den Einsatz eines Triptans gebessert werden. Aus der Tatsache, dass die Kopfschmerzen bei Migräne häufig im Nacken beginnen, kann nicht geschlossen werden, dass der Nacken selbst anatomisch mit den Kopfschmerzen zu tun hat.

## 55 Wie unterscheiden sich Spannungskopfschmerzen und Migräne?

Bei den Spannungskopfschmerzen handelt es sich um einen dumpf drückenden Kopfschmerz mittlerer Intensität, der meist den ganzen Tag anhält und bei 60% aller Menschen als episodischer Spannungskopfschmerz gelegentlich auftritt. 2–3% aller Menschen leiden an chronischem Spannungskopfschmerz, der jeden Tag besteht. Der Spannungskopfschmerz kann gelegentlich von leichter Übelkeit sowie leichter Licht- und Lärmempfindlichkeit begleitet sein. Er führt allerdings nicht zu Erbrechen. Licht- und Lärmempfindlichkeit sind in der Regel auch nicht so ausgeprägt, dass die Betroffenen sich in ein abgedunkeltes Zimmer zurückziehen und sich allgemein krank fühlen. Viele Patienten mit Migräne sind an Tagen, an denen sie Attacken haben, nicht arbeitsfähig. Die meisten Patienten mit Spannungskopfschmerzen können, wenn auch eingeschränkt, weiterarbeiten. Es gibt allerdings fließende Übergänge zwischen beiden Syndromen, so dass es im Einzelfall schwierig sein kann, einen atypischen Spannungskopfschmerz von einer atypischen Migräne zu unterscheiden. Hier hilft dann im Zweifelsfall die Akuttherapie weiter. Ist beispielsweise ein Triptan wirksam, muss es sich um eine Migräne handeln.

Es gibt aber auch Menschen, die an beiden Kopfschmerzformen leiden und dies durchaus gut differenzieren können. Hier spricht man dann von einem so genannten Kombinationskopfschmerz.

## 56  Welche Rolle spielt das Kiefergelenk?

Veränderungen des Kiefergelenkes und Veränderungen der Bissfunktion beispielsweise im Rahmen von Zahnschäden, Zahnlücken, Kieferanomalien oder schlecht sitzendem Gebiss können zu einer Überlastung des Kiefergelenkes und daraus resultierenden Schmerzen, auch Schmerzen im Bereich der Schläfen und der Stirnregion, führen. Diese verstärken sich aber nach längerem Kauen und Sprechen. Neigt der Betroffene zu nächtlichem Zähneknirschen, sind die Schmerzen morgens beim Aufwachen vorhanden und nehmen im Laufe des Vormittags ab. Die richtige Diagnose wird dann am besten in Kooperation zwischen Kieferorthopäden und Kopfschmerzspezialisten gestellt.

# Einteilung der Migräne

## 57 Welche Formen der Migräne gibt es?

Grundsätzlich unterscheidet man die Migräne mit und ohne Aura. Bei der Migräne ohne Aura kommt es zu den pulsierend pochenden Kopfschmerzen, verbunden mit Übelkeit, Erbrechen, Licht- und Lärmempfindlichkeit. Bei der Migräne mit Aura kommt es vor den Kopfschmerzen oder zu Beginn der Kopfschmerzen zu neurologischen Reiz- und Ausfallerscheinungen. Von einer retinalen Migräne spricht man, wenn es im Rahmen der Aura zu monokulären Sehstörungen kommt. Bei der ophthalmoplegischen Migräne kommt es im Rahmen der Aura zu einer Läsion des Nervus oculomotorius mit Doppelbildern und Ptose. Bei der vertebrobasilären Migräne kommt es im Rahmen der Aura zu neurologischen Ausfällen, die dem vertebrobasilären Stromgebiet zugeordnet werden, wie Hemi- oder Tetraparesen, Hemihypästhesie, Ataxie und Nystagmus, Drehschwindel, Hemianopsie, Sprach- oder Sprechstörungen bis hin zu Bewusstseinsverlust.

Die familiäre hemiplegische Migräne (FHM) ist eine extrem seltene Variante der Migräne, die dominant vererbt wird. Im Rahmen der Aura kann es zu einer Hemiparese kommen, die über mehrere Tage anhalten kann. Manche der Patienten leiden gleichzeitig an einer episodischen Ataxie Typ II.

Eine weitere Sonderform ist der migränöse Infarkt. Bei Patienten mit ausgeprägter Migräneaura und vaskulären Risikofaktoren wie Hypertonie, Übergewicht, Rauchen und Einnahme der Pille kann es im Rahmen einer Aura zu einer Ischämie, bevorzugt im Posteriorgebiet mit anhaltender Hemianopsie, kommen.

Von einer Migräne mit prolongierter Aura spricht man, wenn im Rahmen einer Aura neurologische Ausfälle auftreten, die bis zu 7 Tage anhalten können, bevor sie vollständig remittieren.

## 58 Gibt es Mischbilder mit anderen Kopfschmerzen?

Prinzipiell sind Kombinationen von zwei und mehr Kopfschmerzsyndromen möglich. Am häufigsten ist die Migräne mit einem episodischen oder chronischen Spannungskopfschmerz assoziiert. Es gibt aber auch Kombinationen von Migräne und Cluster-Kopfschmerz. Bestehen tägliche Kopfschmerzen mit aufgepfropften Migräneattacken, muss allerdings in erster Linie an einen medikamenteninduzierten Dauerkopfschmerz durch Mischanalgetika, Mutterkornalkaloide oder Triptane gedacht werden. Im Zweifelsfall sollte der Patient ein Kopfschmerztagebuch führen, das dann meist dazu dient, die einzelnen Varianten von Kopfschmerzen diagnostisch zu differenzieren. Dies hat sehr wichtige therapeutische Bedeutung, da sich nach der diagnostischen Einordnung auch die Reihenfolge der therapeutischen Maßnahmen richtet.

## 59 Hat die Form der Migräne therapeutische Konsequenzen?

Im Prinzip erfolgen Akuttherapie und Prophylaxe der Migräne bei Migräne mit und ohne Aura identisch. Bei Patienten, die eine Migräne mit Aura haben, muss allerdings berücksichtigt werden, dass Mutterkornalkaloide und Triptane aufgrund ihrer vasokonstriktiven Nebenwirkungen nicht während der Aura gegeben werden sollten. Sie sollten erst dann zum Einsatz kommen, wenn die Aurasymptome abgeklungen sind. Die einzige Ausnahme bildet die familiäre hemiplegische Migräne, die prophylaktisch mit einem Carboanhydrasehemmer (Diamox®) behandelt wird.

# Therapie

Therapie

# 60 Wie behandelt der Patient eine leichte Migräneattacke?

Patienten, die leichte Migräneattacken haben, behandeln diese üblicherweise durch die Einnahme frei verkäuflicher Analgetika wie Acetylsalicylsäure, Paracetamol, Ibuprofen oder Metamizol (Tab. 3). Diese Patienten suchen, wenn die Therapie wirksam ist, wegen der Migräne keinen Arzt auf.

Tab. 3 Analgetika zur Behandlung der Migräneattacke

| Arzneimittel (Beispiel) | Dosierung (mg) | Nebenwirkungen | Kontraindikationen |
| --- | --- | --- | --- |
| Acetylsalicylsäure (z. B. Aspirin®) | 500–1000 | Magenschmerzen, Tinnitus, Gerinnungsstörungen | Ulkus, Asthma, Hypakusis, Blutungsneigung |
| Paracetamol (z. B. ben-u-ron®) | 500–1000 | Leberschäden, Niereninsuffizienz | Leberschäden |
| Ibuprofen (z. B. Aktren®) | 200–600 | wie ASS | wie ASS |
| Naproxen (z. B. Proxen®) | 500–1000 | wie ASS | wie ASS |
| Diclofenac-K (Voltaren-Migräne®) | 50–100 | wie ASS | wie ASS |
| Metamizol (z. B. Novalgin®) | 500–1000 | Blutbildveränderungen | Allergie |

## 61 Wie behandelt man schwere Migräneattacken?

Mittelschwere und schwere Migräneattacken bedürfen nach den Empfehlungen der Deutschen Migräne- und Kopfschmerzgesellschaft einer Behandlung mit verschreibungspflichtigen Medikamenten. In der ersten Stufe steht hierbei die Kombination eines Antiemetikums mit prokinetischer Wirkung wie Metoclopramid oder Domperidon mit einem Analgetikum (Einzelheiten: Tab. **4**). Entweder zusammen mit dem Antiemetikum oder kurz danach kommen dann Analgetika als Monosubstanz in ausreichender Dosierung zum Einsatz. Für einen Menschen mit einem Körpergewicht von 70 kg bedeutet dies 1000 mg Acetylsalicylsäure, 1000 mg Paracetamol, 200–600 mg Ibuprofen oder 500–1000 mg Metamizol. Auch andere nichtsteroidale Antirheumatika wie Naproxen und Diclofenac bzw. Tolfenaminsäure sind wirksam. Migränemittel wirken umso besser, je rascher die Resorption erfolgt. In der oralen Anwendung werden sie daher bevorzugt als Brausetabletten, als lösliches Granulat und als Kautabletten appliziert. Besteht bereits initial Übelkeit oder Erbrechen, kommen Paracetamol oder Ibuprofen als Suppositorien zum Einsatz. Acetylsalicylsäure wird als Suppositorium nicht ausreichend resorbiert. Seit neuestem steht Diclofenac als Kaliumsalz zur Verfügung. Es wird rascher resorbiert als normales Diclofenac, ist allerdings auch deutlich teurer.

Sprechen Migräneattacken auf die Kombination von Antiemetika und Analgetika nicht oder nicht reproduzierbar an, erfolgt in der nächsten Stufe der Einsatz eines Triptans.

Triptane kommen insbesondere dann zum Einsatz, wenn der Kopfschmerz bei der Migräne mittelstark oder sehr ausgeprägt ist, wenn ausgeprägte Begleiterscheinungen bestehen und wenn Mutterkornalkaloide nicht wirksam sind bzw. zu ausgeprägten Nebenwirkungen (Erbrechen, Muskelkrämpfe, abdominelle Beschwerden) führen.

Bei der oralen Einnahme oder als Zäpfchen ist von den Mutterkornalkaloiden nur Ergotamintartrat ausreichend wirksam (Tab. **5**). Es muss allerdings, da es häufig zu Übelkeit und Erbrechen führt, mit einem Antiemetikum kombiniert werden. Ergotamin wird sehr schlecht oral und rektal resorbiert (2–3 %). Dies erklärt auch, warum die Wirkung beim wiederkehrenden Einsatz konsekutiver Migräneattacken sehr unterschiedlich und nicht vorhersehbar ist.

Dihydroergotamin wird oral meist noch schlechter resorbiert als Ergotamintartrat. Daher hat es in Tablettenform nur einen geringen Stellenwert in der Migränetherapie.

Weniger empfehlenswert sind analgetische Mischpräparate, die mehrere Analgetika oder Analgetika in Kombination mit Koffein enthalten. Im Zweifelsfall kann der Patient selbst ausprobieren, ob eine Tasse starken Kaffees die Wirkung eines eingenommenen Analgetikums verstärkt oder nicht. Es gibt allerdings Patienten mit leichten und mittelschweren Migräneattacken, die nachweisbar nur auf eine Kombination von Acetylsalicylsäure plus Paracetamol plus Koffein ansprechen. Diese Patienten müssen auf die Gefahr eines medikamenteninduzierten Dauerkopfschmerzes aufmerksam gemacht werden, und die Menge der eingenommenen Dosen pro Attacke und pro Monat muss limitiert werden.

Nicht empfehlenswert ist die Gabe von Medikamentenkombinationen, die neben Mutterkornalkaloiden auch Analgetika enthalten. Nichts einzuwenden ist gegen eine Kombination von Mutterkornalkaloiden und Koffein mit der oben genannten Einschränkung, dass Koffein auch durchaus oral appliziert werden kann.

Tab. 4  Antiemetika in der Migränetherapie

| Substanzen | Dosis | Nebenwirkungen | Kontraindikationen |
|---|---|---|---|
| Metoclopramid (z. B. Paspertin®) | 10–20 mg p.o. 20 mg rektal 10 mg i.m. i.v. | extrapyramidal-dyskinetisches Syndrom, Unruhezustände | Kinder unter 14 Jahren, Hyperkinesien, Epilepsie, Schwangerschaft |
| Domperidon (Motilium®) | 20–30 mg p.o. | seltener als bei Metoclopramid | Kinder unter 10 Jahren, sonst siehe Metoclopramid |

Tab. 5 Mutterkornalkaloide für die Behandlung der akuten Migräneattacke

| Substanzen | Dosis | Nebenwirkungen | Kontraindikationen |
| --- | --- | --- | --- |
| Ergotamintartrat (z. B. ergo sanol® Migrexa®) | 1–2 mg p.o. oder 2 mg rektal | Erbrechen, Übelkeit, Kältegefühl, Muskelkrämpfe, Dauerkopfschmerz, Ergotismus | koronare Herzerkrankung, arterielle Verschlusskrankheit der Beine, Hypertonie, Schwangerschaft, Stillzeit, Kinder unter 12 Jahren |
| Dihydroergotamin (z. B. Dihydergot®) | 1–2 mg i. m., s. c. oder i. v. | s. Ergotamin, aber weniger ausgeprägt | s. Ergotamin |

## 62 Wie sollte sich der Patient während der Migräneattacke verhalten (allgemeine Maßnahmen)?

Die meisten Patienten verhalten sich instinktiv richtig und müssen über ihr Verhalten während einer Migräneattacke nicht besonders aufgeklärt werden. Sie suchen in der Regel einen abgedunkelten ruhigen Raum auf und versuchen zu schlafen. Therapeutisch hilfreich ist bei etwa drei Viertel der Patienten die Anwendung von Kälte in Form von Kältepacks, und bei einem Viertel der Patienten sind es lokale Anwendungen von Wärme im Bereich des Nackens oder der Stirn. Interessanterweise kann ein kleiner Teil der Patienten eine beginnende Migräneattacke durch körperliche Aktivität wie Joggen oder Schwimmen abwehren. Bei den meisten Patienten führt allerdings körperliche Aktivität zu einer Zunahme der Kopfschmerzen.

## 63 Welche Besonderheiten sind bei Kindern zu beachten?

Bei Kindern stehen die gastrointestinalen Beschwerden gegenüber den Kopfschmerzen meistens im Vordergrund. Ab dem 12. Lebensjahr können deshalb Antiemetika, hier bevorzugt Domperidon, das die Blut-Hirn-Schranke nicht überwindet, eingesetzt werden.

Auch Kinder verhalten sich während der Migräneattacke, ohne dass man sie instruiert, richtig. Sie versuchen ebenfalls, das Bett aufzusuchen und zu schlafen.

Bei Kindern können die Kopfschmerzen bedenkenlos mit einem Analgetikum wie Paracetamol oder Acetylsalicylsäure behandelt werden. Das gefürchtete Reye-Syndrom nach Gabe von Acetylsalicylsäure wurde bisher nur bei fieberhaften Infekten und in keinem Fall bei der Behandlung einer Migräne gesehen. Auch Kinder haben einen Anspruch auf eine medikamentöse Schmerztherapie. Diese sollte ihnen nicht vorenthalten werden. Physikalische Maßnahmen wie die Anwendung von Kälte oder Wärme ergänzen die Therapie. Mutterkornalkaloide und Triptane sollten bei Kindern nicht eingesetzt werden. Dies hat medizinische und psychologische Gründe.

Der medizinische Grund ist, dass die Migräneattacken bei Kindern relativ kurz sind und die spontane Besserung meist einsetzt, bevor das spezifische Migränemittel wirken kann. Der psychologische Grund besteht darin, dass nicht schon zu Beginn einer Erkrankung das potenteste und bestwirksamste Medikament eingesetzt wird, so dass dann später keine weiteren Reserven mehr bestehen, wenn sich das Krankheitsbild verschlechtern sollte.

Eltern müssen dahingehend instruiert werden, dass Kinder instinktiv verhaltensmäßig bei Kopfschmerzen das Richtige tun. Deshalb hat es keinen Sinn, ein Kind, das bei Kopfschmerzen eher einen Bewegungsdrang verspürt, zu zwingen ins Bett zu gehen.

## 64 Gibt es Besonderheiten bei der Therapie der menstruellen Migräne?

Akute Migräneattacken in zeitlichem Zusammenhang mit der Menstruation sind häufig sehr langdauernd, mehr als 24 Stunden sind keine Seltenheit. Dies bedingt, dass bei vielen Migränemitteln, seien es Analgetika, Mutterkornalkaloide, Triptane, die Kopfschmerzen, sobald die Wirkungsdauer des Medikamentes zu Ende gekommen ist, wieder auftreten. Die Patienten müssen daher darauf aufmerksam gemacht werden, dass sie die kumulativen Dosierungen pro Attacke, wie 6 – 8 mg Ergotamin, 300 mg Sumatriptan oral, 10 mg Zolmitriptan oder Naratriptan, 20 mg Rizatriptan, 25 mg Almotriptan und 160 mg Eletriptan, nicht überschreiten sollten. Kommt es zu einem mehrmaligen Wiederauftreten der Kopfschmerzen, sollte die Behandlung durch den Arzt mit Hilfe intravenöser Gabe von Acetylsalicylsäure erfolgen. Dauern die Attacken regelmäßig länger als 20 – 30 Stunden, sollte auch an eine medikamentöse Migräneprophylaxe gedacht werden (s. Frage 84, S. 120).

## 65 Worauf sollte man im ärztlichen Notdienst achten?

Bei Patienten, die bei erstmalig im Leben auftretenden heftigen Kopfschmerzen den Notdienst benachrichtigen, muss differenzialdiagnostisch zunächst an einen symptomatischen Kopfschmerz gedacht werden. Die Situation ist völlig anders, wenn der behandelnde Arzt den Patienten kennt und weiß, dass er unter einer Migräne leidet.

Migränepatienten, die den ärztlichen Notdienst rufen, haben in der Regel die zur Verfügung stehenden oralen Medikamente bereits erfolglos eingenommen oder leiden unter der 2. oder 3. Wiederkehr von Kopfschmerzen bei initial erfolgreicher Behandlung mit einem Mutterkornalkaloid oder einem Triptan. In beiden Fällen erwartet der Patient zu Recht eine parenterale Therapie.

Die Behandlung erfolgt in diesen Fällen durch die intravenöse Gabe von Metoclopramid, gefolgt von 1–2 Ampullen Acetylsalicylsäure in löslicher Form (Aspisol®). Die einzigen Kontraindikationen für diese Therapieform sind Gerinnungsstörungen, ein florides Magen-/Darmulkus und ein Asthma bronchiale.

Als Alternative kommt bei Patienten, bei denen keine vaskulären Risikofaktoren bestehen, die subkutane Gabe von 1–2 mg Dihydroergotamin in Betracht. Dihydroergotamin parenteral gegeben ist im Gegensatz zur oralen Applikation hoch wirksam. Kontrollierte Studien haben auch belegt, dass das Wiederauftreten der Kopfschmerzen seltener und später erfolgt als nach der subkutanen Gabe von Sumatriptan (Tab. **6**).

Patienten, die von sich selbst wissen, dass sie auf die subkutane Gabe von Sumatriptan zuverlässig ansprechen, können im ärztlichen Notdienst auch diese Therapie erhalten. Der behandelnde Arzt muss sich allerdings vorher durch Erhebung der Anamnese vergewissern, dass keine Kontraindikationen gegen Sumatriptan bestehen.

Therapie

Tab. 6 Behandlung der Migräneattacke im ärztlichen Notdienst

| Substanz (Beispiel) | Dosis | Bemerkungen |
| --- | --- | --- |
| Acetylsalicylsäure (Aspisol®) | 1000 mg i. v. | Kontraindikationen: Asthma bronchiale, Blutungsneigung |
| Dihydroergotamin | 2 mg s. c. | Kontraindikationen: vaskuläre Begleiterkrankungen, Hypertonie |
| Sumatriptan (Imigran®) | 6 mg s. c. | Kontraindikationen: s. S. 101 |

## 66 Welchen Stellenwert haben frei verkäufliche Schmerzmittel?

Etwa zwei Drittel aller Patienten mit Migräne haben Attacken, die ausreichend auf frei verkäufliche Analgetika ansprechen. Sie benötigen in der Regel keine ärztliche Hilfe. Wird der behandelnde Arzt allerdings auf diese Medikamente angesprochen, sollte er darauf hinweisen, dass bevorzugt Monosubstanzen und nichtanalgetische Mischpräparate eingenommen werden sollten.

## 67 Welchen Stellenwert haben Opioide?

Kontrollierte Studien zu den Opioiden haben gezeigt, dass diese deutlich weniger wirksam sind als Analgetika, Mutterkornalkaloide und Triptane. Sie führen darüber hinaus sehr häufig bei Migräne zu einer Verstärkung von Übelkeit und Erbrechen. Erfahrungen mit Patienten, die lange Zeit codeinhaltige Schmerzmittel eingenommen haben, zeigen auch, dass diese Substanzen eine nicht unerhebliche Suchtpotenz haben. Bei häufiger und regelmäßiger Einnahme führen sie ebenfalls zu Kopfschmerzen. In den Vereinigten Staaten ist ein opioidhaltiges Nasenspray zur Behandlung der Migräne zugelassen. Dort haben sich aber bereits große Probleme mit Opioidabhängigkeit ergeben.

## 68  Welchen Stellenwert hat Metamizol?

Die klinische Erfahrung zeigt, dass Metamizol ein potentes Schmerzmittel ist, das auch bei der Migräne hilft. Seit neuestem gibt es auch eine plazebokontrollierte Studie mit oralem Metamizol bei der Migräne. In Deutschland ist die parenterale Gabe von Metamizol bei Migräne und Erbrechen sehr beliebt. Hier muss allerdings darauf aufmerksam gemacht werden, dass die Injektion nur sehr langsam erfolgen darf, da es bei zu rascher Injektion zu plötzlichem Blutdruckabfall oder zu einem anaphylaktischen Schock kommen kann.

## 69 Wie werden Übelkeit und Erbrechen bei der Migräne behandelt?

Übelkeit und Erbrechen werden am besten mit den Antiemetika Metoclopramid und Domperidon behandelt. Metoclopramid kann in Form von Tabletten, Zäpfchen und Tropfen, aber auch durch den Arzt intravenös gegeben werden. Domperidon steht nur in oraler Applikationsform zur Verfügung. Im Gegensatz zu den Mutterkornalkaloiden bessern die Triptane ebenfalls Übelkeit und Erbrechen. Eine typische Nebenwirkung der Mutterkornalkaloide ist die Verstärkung von Übelkeit und Erbrechen.

## 70 Welche spezifischen Migränemittel gibt es?

Bei der medikamentösen Behandlung der Migräne unterscheidet man unspezifische therapeutische Maßnahmen, wie den Einsatz von Analgetika, von den so genannten spezifischen Migränemitteln, die direkt in die pathophysiologischen Mechanismen der Migräne eingreifen und auch nur bei dieser Form von Kopfschmerzen (und beim Cluster-Kopfschmerz) wirksam sind. In diese Kategorie gehören die Mutterkornalkaloide (Ergotamin, Dihydroergotamin) und die Triptane. Beide Medikamentengruppen haben eine schmerzlindernde Wirkung bei Migräne, sind aber bei anderen Schmerzen, z. B. Zahnschmerzen, wirkungslos.

Zur Gruppe der Triptane gehören in der Reihenfolge der Zulassung Sumatriptan, Naratriptan, Zolmitriptan, Rizatriptan, Almotriptan, Eletriptan und Frovatriptan. Einzelheiten bezüglich der Triptane können Tab. **7** entnommen werden.

Spezifische Migränemittel haben mehrere Angriffspunkte:
1. Sie führen zur Vasokonstriktion der während der Migräneattacke erweiterten Blutgefäße im Bereich der Dura.
2. Sie hemmen die Freisetzung vasoaktiver Neuropeptide wie beispielsweise von Calcitonin-gene-related-peptide.
3. Sie hemmen die Transmission von Schmerzsignalen im Nucleus caudalis des Nervus trigeminus.

Spezifische Migränemittel unterdrücken allerdings nur den Kopfschmerz und die vegetativen Begleiterscheinungen, und sie bessern Licht- und Lärmempfindlichkeit. Sie sind nicht in der Lage, den eigentlichen Krankheitsprozess der Migräneattacke zu durchbrechen. Dies erklärt, warum es bei 30–40 % aller initial erfolgreich behandelten Migräneattacken zum Wiederauftreten von Kopfschmerzen und vegetativen Begleiterscheinungen kommt. Der Grund hierfür mag daran liegen, dass der Migränegenerator, der im Hirnstamm vermutet wird, durch Triptane und Mutterkornalkaloide nicht beeinflusst werden kann.

Tab. 7  Triptane zur Behandlung akuter Migräneattacken

| Substanzen | Dosis | Nebenwirkungen | Kontraindikationen |
|---|---|---|---|
| Sumatriptan (Imigran®) | 25–100 mg p.o. 25 mg Supp 6 mg s.c. (Autoinjektor) 10–20 mg Nasenspray | Engegefühl im Bereich der Brust und des Halses, Parästhesien der Extremitäten, Kältegefühl, Lokalreaktion an der Injektionsstelle, Benommenheit | Hypertonie, koronare Herzerkrankung, Angina pectoris, Myokardinfarkt in der Vorgeschichte, M. Raynaud, arterielle Verschlusskrankheit der Beine, TIA oder Schlaganfall, Schwangerschaft, Stillzeit, Kinder, Alter > 65 Jahre, schwere Leber- oder Niereninsuffizienz |
| Zolmitriptan (AscoTop®) | 2,5 mg p.o. 5 mg p.o. | wie Sumatriptan | wie Sumatriptan |
| Naratriptan (Naramig®) | 2,5 mg p.o. | wie Sumatriptan, aber seltener | wie Sumatriptan |
| Rizatriptan (Maxalt®) | 10 mg (5 mg) p.o. | wie Sumatriptan | wie Sumatriptan |
| Almotriptan (Almogran®) | 12,5 mg p.o. | weniger als Sumatriptan | wie Sumatriptan |
| Eletriptan (Relpax®) | 20, 40 mg p.o. | bei 2 × 40 mg etwas mehr als Sumatriptan | wie Sumatriptan |
| Frovatriptan (Allegro®) | 2,5 mg p.o. | etwas weniger als Sumatriptan | wie Sumatriptan |

## 71 Sind alle „Triptane" gleich?

Das erste Triptan, das am Markt eingeführt wurde, war Sumatriptan. Die Nachfolgesubstanzen wurden chemisch verändert, um bestimmte Nachteile von Sumatriptan zu verbessern. Sumatriptan wird oral relativ schlecht resorbiert. Die anderen Triptane haben eine bessere orale Bioverfügbarkeit, was erkärt, dass geringere Dosierungen eingenommen werden müssen (Tab. **8**). Die Triptane der modernen Generation überwinden die Blut-Hirn-Schranke und haben im Gegensatz zu Sumatriptan auch einen zentralen Angriffspunkt. In einer 2001 publizierten Metaanalyse in der Zeitschrift Lancet wurden 53 Triptanstudien mit über 24000 Patienten ausgewertet. Als Vergleichsmaßstab wurde die Wirksamkeit von 100 mg oralem Sumatriptan herangezogen. 59% der Patienten hatten 2 Stunden nach Einnahme eine Besserung der Kopfschmerzen und 29% waren nach 2 Stunden schmerzfrei. Anhaltend schmerzfrei, d.h. keine wiederauftretenden Kopfschmerzen und keine zusätzliche Medikamenteneinnahme, hatten 20% der Patienten. Die Konsistenz, d.h. eine positive Wirkung bei 2 von 3 Attacken, betrug 67%. Nebenwirkungen (abzüglich der Plazeborate) fanden sich bei 13% der Patienten, Nebenwirkungen im Bereich des zentralen Nervensystems bei 6% und ein Druckgefühl im Bereich der Brust bei 1,9%. Verglichen mit 100 mg Sumatriptan ist 50 mg Sumatriptan fast gleich gut wirksam, hat aber etwas weniger Nebenwirkungen. Rizatriptan in einer Dosis von 10 mg ist wirksamer als 100 mg Sumatriptan, hat allerdings auch eine höhere Rate von wiederauftretenden Kopfschmerzen. Naratriptan und Frovatriptan sind eindeutig weniger wirksam als Sumatriptan. Zolmitriptan hat in einer Dosis von 2,5 und 5 mg eine identische Wirkung wie 100 mg Sumatriptan und ein sehr ähnliches Nebenwirkungsprofil. Eletriptan ist in Dosierungen von 20, 40 und 2 × 40 mg erhältlich und hat in der 80-mg-Dosis eine eindeutig bessere Wirksamkeit als Sumatriptan, aber auch mehr Nebenwirkungen. Almotriptan ist für eine Besserung der Kopfschmerzen gleich wirksam wie Sumatriptan, für den Parameter schmerzfrei nach 2 Stunden etwas wirksamer und hat von allen Triptanen die geringste Nebenwirkungsquote. Betrachtet man die Konsistenz der Wirkung über 3 von 3 Attacken hinweg, hat 10 mg Rizatriptan die beste Konsistenz.

Die Triptane der neuen Generation haben darüber hinaus geringere vasokonstriktive Eigenschaften an peripheren Arterien und an den Koronarien. Da aber ernsthafte Nebenwirkungen im Bereich der Koronarien und Hirnarterien nur in einer Häufigkeit von etwa 1 : 1 000 000 auftreten, müssen mehrjährige Erfahrungen mit mehreren Millionen Behandlungen von Migräneattacken vorliegen, bevor entschieden werden kann, ob sich die Häufigkeit ernst zu nehmender Nebenwirkungen zwischen den einzelnen Triptanen wirklich unterscheidet.

Tab. 8  Vor- und Nachteile der Triptane

| Substanz | Vorteile | Nachteile |
|---|---|---|
| Sumatriptan | viele Applikationsformen; Nasenspray bei Übelkeit und Durchfall, Zäpfchen bei Erbrechen | subkutan häufigere Nebenwirkungen und bisweilen Wiederauftreten der Kopfschmerzen |
| Rizatriptan | schneller und besser wirksam als Sumatriptan, Zolmitriptan und Naratriptan; wirkt z. T. bei Patienten, die auf Sumatriptan nicht ansprechen; Schmelztablette zur Einnahme ohne Flüssigkeit (bei Übelkeit) | Interaktion mit Propranolol (Dosis reduzieren), wiederauftretende Kopfschmerzen etwas häufiger |
| Zolmitriptan | wirkt z. T. auch bei Patienten, die auf Sumatriptan nicht ansprechen | nur minimal besser wirksam als Sumatriptan |
| Naratriptan | weniger Nebenwirkungen als Sumatriptan | verzögerter Wirkungseintritt, geringere Wirkung |
| Almotriptan | wirkt gleich gut wie Sumatriptan | weniger Nebenwirkungen als Sumatriptan |
| Eletriptan | 40 mg genau so wirksam wie Sumatriptan, 2 × 40 mg wirksamer | 2 × 40 mg haben mehr Nebenwirkungen als Sumatriptan |
| Frovatriptan | geringeres Wiederauftreten von Migränesymptomen bei langen Attacken | weniger wirksam als die anderen Triptane |

## 72 Was bestimmt die Auswahl des Therapeutikums?

Bevor ein Arzt sich für ein Analgetikum, ein bestimmtes Triptan oder ein Mutterkornalkaloid entscheidet, sollte er sich genau die Charakteristika der einzelnen Migräneattacken erklären lassen. Bei Patienten mit leichten bis mittelschweren Kopfschmerzen ist sehr häufig die Kombination eines Antiemetikums mit einem Analgetikum ausreichend. Patienten mit mittelschweren Migräneattacken, die nicht unter Übelkeit und Erbrechen leiden, reagieren meist ausreichend gut auf ein Mutterkornalkaloid. Patienten mit schweren Attacken sind meist auf ein Triptan angewiesen. Bei Patienten, die bereits früh erbrechen und unter Durchfall leiden, kommt Sumatriptan als Nasenspray oder in der subkutanen Injektionsform in Betracht. Einzelheiten zur Auswahl eines bestimmten Triptans finden sich bei Frage 79.

## 73  Wie häufig ist der Ergotismus, und was kann man dagegen tun?

Ergotismus ist die Sonderform eines Problems, das als medikamenteninduzierter Dauerkopfschmerz bezeichnet wird. Nehmen Migränepatienten, die unter häufigen Attacken leiden, sehr häufig analgetische Mischpräparate, opioidhaltige Schmerzmittel, Mutterkornalkaloide, kann sich im Laufe der Zeit langsam die Attackenfrequenz erhöhen. Später kommt dann ein dumpf drückender Dauerkopfschmerz hinzu, so dass die Patienten unter jeden Tag bestehenden dumpf drückenden Dauerkopfschmerzen und aufgepfropft, meist in den Morgenstunden, pulsierenden pochenden Kopfschmerzen leiden, die dann jeweils nach der Einnahme des Schmerz- oder Migränemittels wieder besser werden. Der Dauerkopfschmerz spricht allerdings nicht auf Migräne- und Schmerzmittel an. Werden Triptane zu häufig genommen, erhöht sich unter Umständen die Zahl der Migräneattacken.

Bei zu häufiger Einnahme von Schmerzmitteln, insbesondere Schmerzmitteln, die Acetylsalicylsäure enthalten, kommt es zusätzlich zu Anämie und zu Magen- und Darmgeschwüren. Analgetische Mischpräparate können auch bei jahrelangem Konsum zu Nierenschäden führen.

Eine zu häufige Einnahme von Mutterkornalkaloiden führt zum Ergotismus. Dieser geht mit Vasospasmen und Gefäßeinengungen einher. Sie können sich klinisch als Angina-pectoris-Anfälle, als gastrointestinale Beschwerden und als Claudicatio intermittens äußern. Daneben bestehen kalte Extremitäten und Muskelkrämpfe. Bei zu häufiger Anwendung von Mutterkornalkaloiden als Zäpfchen kann es auch zu Analulzera kommen.

In letzter Zeit hat sich ergeben, dass auch die zu häufige Einnahme oder Anwendung von Triptanen zu einer Häufung von Migräneattacken und zu einem triptaninduzierten Dauerkopfschmerz führen kann. Organschäden sind bisher nicht beobachtet worden, was wahrscheinlich daran liegt, dass die meisten Patienten rechtzeitig identifiziert und von diesen Medikamenten entzogen werden.

# 74 Wann sollte man Triptane einsetzen?

Triptane kommen zum Einsatz bei mittelschweren und schweren Migräneattacken, wenn die Kombination von Antiemetika und Analgetika nicht ausreichend wirksam ist oder zu nichttolerablen Nebenwirkungen führt. Bei manchen Patienten kann dies bei jeder Attacke notwendig sein. Andere Patienten haben sehr unterschiedlich ausgeprägte Migräneattacken, so dass bei ihnen ein Stufenplan gerechtfertigt ist, bei dem sie zunächst Analgetika einnehmen und bei Nichtansprechen dieser Therapie nach 2 Stunden dann zu einem Triptan übergehen. Wichtig ist, das Triptane im Gegensatz zu Mutterkornalkaloiden zu jedem Zeitpunkt innerhalb der Migräneattacke wirksam sind. Mutterkornalkaloide wirken meist nur, wenn sie früh während der Attacke eingenommen werden.

## 75 Welche Kontraindikationen für Triptane sind zu beachten?

Alle Triptane haben eine wenn auch geringe vasokonstriktive Wirkung an Arterien innerhalb und außerhalb des Gehirns. Deshalb sind typische Kontraindikationen für Triptane
- Herzinfarkt in der Vorgeschichte,
- koronare Herzkrankheit,
- koronare Vasospasmen,
- periphere arterielle Verschlusskrankheit,
- Patienten mit vorausgegangenem Schlaganfall oder transienten ischämischen Attacken.

Weitere Kontraindikationen sind:
- schwere Leberfunktionsstörungen,
- schwere Nierenfunktionsstörungen,
- nicht behandelte Hypertonie,
- Alter unter 14 Jahren,
- Schwangerschaft und Stillzeit,
- mehrere vaskuläre Risikofaktoren.

Im Alter über 65 Jahre muss eine sorgfältige Abwägung zwischen Nutzen und Risiko durchgeführt werden. Bei Patienten, die dem behandelnden Arzt gut bekannt sind und bei denen keine relevanten vaskulären Risikofaktoren bestehen beziehungsweise wenn diese gut therapiert sind, bestehen keine Bedenken gegen den Einsatz von Triptanen auch jenseits des 65. Lebensjahres.

## 76 Wie häufig sind Nebenwirkungen, und welche Nebenwirkungen treten auf? Welche Wechselwirkungen bestehen?

Prinzipiell ist es schwierig, in kontrollierten Studien die Nebenwirkungen von Migränemitteln zu erfassen, da für den Patienten häufig nicht ersichtlich ist, ob es sich um eine Medikamentennebenwirkung oder um ein Symptom der Migräne selbst handelt. Ein typisches Beispiel ist hier Müdigkeit. Ein Patient, der unter heftigsten pulsierenden Kopfschmerzen leidet, würde nicht bemerken, dass er gleichzeitig müde ist. Werden allerdings die Kopfschmerzen erfolgreich behandelt, wird dann die verbleibende Müdigkeit als Symptom der Attacke wahrgenommen und möglicherweise dem eingenommenen Medikament als Nebenwirkung zugeschrieben. Beispiele für eine Überlappung von spontanen Symptomen der Migräne und möglichen Nebenwirkungen sind Übelkeit, Müdigkeit und Schwindel. Einen Eindruck von den Nebenwirkungen bekommt man allerdings, wenn die Nebenwirkungsquote unter Plazebo mit der unter Verum verglichen wird.

Die häufigsten Nebenwirkungen der Triptane sind unsystematischer Schwindel, Abgeschlagenheit, Müdigkeit und ein Schweregefühl der Extremitäten. In weniger als 1% der Fälle kommt es zu einem Engegefühl im Bereich der Brust, des Nackens oder des Halses. Diese Symptome sind harmlos und entsprechen nicht, wie anfangs befürchtet, einer Angina pectoris. In etwa 1–2% der Fälle kommt es zu Parästhesien der Extremitäten und zu einem Wärme- oder Hitzegefühl. Die Nebenwirkungen sind bei der ersten Anwendung meist am ausgeprägtesten und klingen dann im Laufe der Behandlungen ab. Die Nebenwirkungen dauern meist nur zwischen 30 Minuten und einigen Stunden an und klingen ohne Behandlung ab. Nur etwa 5% aller Patienten brechen langfristig die Therapie wegen Nebenwirkungen ab. Die Nebenwirkungen korrelieren mit der Dosis und der Applikationsart. Bei oraler Applikation sind sie geringer ausgeprägt als bei subkutaner Injektion. Bei 10 mg Rizatriptan, die beispielsweise wirksamer sind als 5 mg, treten auch etwas mehr Nebenwirkungen auf. Auch 100 mg Sumatriptan haben mehr Nebenwirkungen als 50 mg.

Erfreulicherweise sind ernsthafte Nebenwirkungen wie bedrohliche Herzrhythmusstörungen, Myokardinfarkte, Schlaganfälle und plötzlicher Herztod außerordentlich selten. Die Datenbank, die für Sumatriptan angelegt wurde, belegt, dass diese Komplikationen mit einer Häufigkeit von etwa 1 : 1 000 000 Anwendungen vorkommen. Fast alle schwerwiegenden Nebenwirkungen sind allerdings bei Patienten aufgetreten, bei denen Kontraindikationen bestanden (unbehandelte Hypertonie, multiple vaskuläre Risikofaktoren, Ergotaminabhängigkeit) oder bei Patienten, bei denen sich Fehldiagnosen fanden (z. B. Subarachnoidalblutungen, Kopfschmerzen im Rahmen eines akuten Myokardinfarktes). Ob die neueren Triptane weniger schwerwiegende Nebenwirkungen haben werden, wird sich erst ermessen lassen, wenn mehrere Millionen Attacken behandelt sind.

Die vasokonstriktiven Eigenschaften der Mutterkornalkaloide und der Triptane sind additiv. Deswegen dürfen beide Substanzgruppen nicht zusammen oder in kurzem zeitlichen Abstand genommen werden. Nach der Einnahme eines Triptans müssen mindestens 6–12 Stunden gewartet werden, bis ein Mutterkornalkaloid appliziert wird. Nach Einnahme von Ergotamin oder Dihydroergotamin müssen mindestens 24 Stunden gewartet werden, bis zum Einsatz eines Triptans. Sicherheitshalber sollten Patienten dahingehend instruiert werden, dass sie innerhalb einer Migräneattacke die beiden Substanzgruppen nur getrennt einnehmen sollten.

Die bisher durchgeführten Untersuchungen haben keine Interaktionen der Triptane mit den gängigen Migräneprophylaktika gezeigt. Dies gilt auch für Serotoninantagonisten. Rizatriptan hat eine Interaktion mit Propranolol, so dass bei Patienten, die unter Prophylaxe mit Propranolol stehen, die Dosis halbiert werden sollte. Rein theoretisch könnte die Kombination eines selektiven Serotoninwiederaufnahmehemmers oder eines MAO-Hemmers mit einem Triptan zu einem Serotoninsyndrom führen. Dies hat sich allerdings in der Praxis nicht gezeigt. Sumatriptan wird über eine Monoaminoxidase abgebaut. Daher sollte es bei Patienten, die Monoaminoxidasehemmer einnehmen, nicht gegeben oder, wenn unabdingbar notwendig, die Dosis halbiert werden. Für Eletriptan ist eine Interaktion mit potenten CYP3A4-Inhibitoren wie Ketoconazol, Itraconazol, Erythromycin und Clarithromycin bekannt. In diesen Fällen muss die Einzeldosis auf 20 mg reduziert werden.

## 77  Gibt es Nonresponder bei den Triptanen?

Es kann mehrere Gründe geben, warum Patienten auf Triptane nicht ansprechen:

1. **Fehldiagnose:** Es gibt Patienten mit atypischen Spannungskopfschmerzen, die phänomenologisch sehr ähnlich sind wie Migräne, allerdings nicht auf Triptane ansprechen.

2. **Mangelnde Resorption:** Bei manchen Patienten ist die orale Resorption von Medikamenten während der Migräneattacke so stark beeinträchtigt, dass Triptane keinen ausreichenden Plasmaspiegel erreichen. Diese Hypothese kann überprüft werden, indem beispielsweise Sumatriptan subkutan gegeben wird.

3. Es gibt wahrscheinlich echte **Nonresponder,** das heißt Patienten, die eindeutig und unzweifelhaft unter einer Migräne leiden, aber auf ein Triptan nicht ansprechen. Diese Patienten unterscheiden sich möglicherweise genetisch von den anderen Patienten. Von einem Nonresponder sollte man allerdings nur dann reden, wenn mindestens fünf Attacken erfolglos mit verschiedenen Triptanen behandelt worden sind.

## 78 Gibt es eine Kreuzresistenz zwischen den Triptanen?

Wenn ein Patient auf ein bestimmtes Triptan nicht anspricht, ist damit nicht gesagt, dass die anderen Triptane ebenfalls unwirksam sind. Dieses Phänomen ist in kontrollierten Studien sowohl für Zolmitriptan wie für Rizatriptan belegt worden. Beide sind bei Patienten wirksam, die auf Sumatriptan nicht angesprochen haben. Die umgekehrten Versuche sind bisher noch nicht durchgeführt worden. Es lohnt sich also in jedem Fall, wenn ein Triptan nicht gewirkt hat, ein anderes Triptan zu erproben.

## 79 Wie sollte man dosieren?

Initial- bis Höchstdosis, Zahl der Dosen pro Attacke und Monat

Die Standarddosis von Rizatriptan oral beträgt 10 mg. Patienten mit leicht oder mäßig eingeschränkter Nieren- oder Leberfunktion oder Patienten, die eine Migräneprophylaxe mit Propranolol erhalten, sollten 5 mg einnehmen. Die Standarddosis von Zolmitriptan und Naratriptan beträgt 2,5 mg. Sumatriptan steht oral in einer Dosis von 50 und 100 mg zur Verfügung. Daneben gibt es Sumatriptan als Zäpfchen mit 25 mg, als Nasenspray mit 10 und 20 mg und zur subkutanen Injektion in einer Dosis von 6 mg. Die Standarddosis von Almotriptan beträgt 12,5 mg und die von Frovatriptan 2,5 mg. Eletriptan ist in Dosierungen von 20 und 40 mg erhältlich.

Beim Wiederauftreten von Kopfschmerzen nach initial erfolgreicher Therapie kann eine zweite Dosis eines Triptans gegeben werden. Zwei Einzeldosierungen sollten allerdings pro Attacke nicht überschritten werden. Kommt es dann erneut zum Wiederauftreten von Kopfschmerzen, sollten diese mit der intravenösen Applikation von Acetylsalicylsäure behandelt werden.

Neben einer Limitierung der Anzahl der Dosierungen pro Attacke (maximal zwei) sollte vorsichtshalber auch die maximale Dosis pro Monat limitiert werden. Hier empfiehlt der Autor, nicht mehr als 12 Einzeldosen pro Monat zu geben, da sonst die Gefahr gehäufter Migräneattacken oder eines medikamenteninduzierten Dauerkopfschmerzes besteht. Wird diese Zahl erreicht oder überschritten, besteht die dringende Indikation für eine medikamentöse oder nichtmedikamentöse Migräneprophylaxe.

## 80 Wann sollte man welches Triptan und wann welche Anwendungsform einsetzen?

Bevor ein Triptan erstmals eingesetzt wird, sollte zunächst die Charakteristik der Migräneattacke analysiert werden. Besteht bereits sehr früh in der Attacke Übelkeit und Erbrechen, kommt in der Regel eine Anwendung als Tablette nicht in Frage. Ist bei oraler Applikation ein rascher Wirkungseintritt erwünscht, kommt Rizatriptan 10 mg zum Einsatz. Dies gilt vor allem für Patienten mit schweren Migräneattacken. Sumatriptan wird bei mittelschweren Attacken in einer Dosis von 50 mg und bei schweren Attacken in einer Dosis von 100 mg gegeben. Es bestehen keine wesentlichen Wirksamkeitsunterschiede zwischen 2,5 mg Zolmitriptan und 50 mg Sumatriptan. Naratriptan wirkt langsamer und weniger gut als 100 mg Sumatriptan, es hat aber weniger Nebenwirkungen und kommt daher zum Einsatz bei Patienten, die andere Triptane wegen Nebenwirkungen nicht tolerieren.

Die intranasale Anwendung von Sumatriptan und das Sumatriptan-Zäpfchen sind nicht wirksamer als die Tabletten. Sie fluten allerdings etwas rascher an, so dass die Zeit bis zum Eintritt der Wirkung etwas schneller ist als bei der Tablette. Das Zäpfchen eignet sich für Patienten, die sehr früh unter Übelkeit und Erbrechen leiden und keine Tablette einnehmen können. Die subkutane Applikationsform von Sumatriptan kommt bei schwersten Migräneattacken zum Einsatz, die auf eine orale Medikation nicht ansprechen. Die subkutane Form hat die kürzeste Wirkungsdauer und die höchste Nebenwirkungsquote.

Zusammengefasst können die Triptane wie folgt beurteilt werden:
1. Rizatriptan hat unter den oralen Medikamenten den raschesten Wirkungseintritt, die beste Wirkung und die beste Konsistenz der Wirkung.
2. Sumatriptan hat die meisten Applikationsformen.
3. Zolmitriptan ist etwas wirksamer wie das orale Sumatriptan.
4. Naratriptan ist weniger wirksam als die anderen Triptane, hat aber auch weniger Nebenwirkungen.
5. Eletriptan ist in der Dosis von 2 × 40 mg gut wirksam, hat aber auch etwas mehr Nebenwirkungen.
6. Almotriptan ist ebenso gut wirksam wie Sumatriptan, hat aber weniger Nebenwirkungen.

7. Frovatriptan wirkt langsam und eignet sich für Patienten, bei denen es bei der Anwendung anderer Triptane regelmäßig zu wiederauftretenden Kopfschmerzen kommt.

## 81 Welche Fehler machen Patienten bei der Anwendung von Triptanen?

Es ist sinnvoll, Patienten gründlich über die Anwendung der Triptane anzuleiten und aufzuklären. Besonders hilfreich ist hier, dem Patienten ein kleines Merkblatt mitzugeben, das im Computer gespeichert werden kann und bei Bedarf dem Patienten als Ausdruck mitgegeben wird. Diese Informationen sind sehr viel sinnvoller als die Informationen im Beipackzettel (siehe Anhang 3).

Am häufigsten sind folgende Fehler:

1. **Einnahme des Triptans während der Aura:** Patienten sollten angehalten werden, ein Triptan erst dann einzunehmen, wenn die Aurasymptome abgeklungen sind. Dies ist eine Vorsichtsmaßnahme. Weiterhin haben zwei prospektive kontrollierte Studien gezeigt, dass die Einnahme eines Triptans während der Auraphase nicht verhindert, dass anschließend die Kopfschmerzen auftreten.
2. **Einnahme eines Triptans zum zweiten Mal, wenn die erste Dosis nicht wirksam war:** Die großen kontrollierten Therapiestudien haben gezeigt, dass es sinnlos ist, wenn die erste Dosis eines Triptans innerhalb einer Migräneattacke nicht wirksam ist, in derselben Attacke eine zweite Dosis oder ein anderes Triptan einzusetzen. In diesen Fällen kommt die intravenöse Gabe von Acetylsalicylsäure in Betracht.
3. **Unterdosierung aus Angst vor Nebenwirkungen:** Patienten, die über die Harmlosigkeit der Nebenwirkungen, insbesondere des Engegefühls auf der Brust, nicht aufgeklärt sind, neigen dazu, Tabletten dann zu halbieren. Damit unterschreiten sie z. T. die wirksamen Dosierungen.
4. **Anwendungen von Tabletten bei Erbrechen:** Patienten sollten instruiert werden, dass sie bei Attacken, bei denen sie bereits spüren, dass sie bald erbrechen müssen, keine Tabletten einnehmen sollten oder diese erst einnehmen, wenn das Erbrechen abgeklungen ist.
5. **Kombination von Mutterkornalkaloiden und Triptanen:** Patienten sollten instruiert werden, dass sie aufgrund möglicher schwerwiegender Wechselwirkungen Mutterkornalkaloide und Triptane nicht kombiniert oder kurz hintereinander einnehmen sollten.

## 82 Welche Fehler machen Ärzte bei der Behandlung der akuten Migräneattacke?

1. Viele Ärzte verschreiben immer noch Mischpräparate zur Behandlung akuter Migräneattacken mit unsinniger Zusammensetzung oder unwirksamen Komponenten. Jeder Arzt sollte sich daher aus der Roten Liste einige wenige Monosubstanzen aussuchen, die Acetylsalicylsäure, Paracetamol, Ibuprofen oder Ergotamintartrat enthalten.
2. Viele Patienten werden vom behandelnden Arzt nicht umfassend genug über die Applikation der Medikamente sowie deren Nebenwirkungen aufgeklärt. Patienten reagieren zu Recht sehr ängstlich, wenn sie ein Engegefühl in der Brust verspüren, das manchmal nach der Applikation eines Triptans auftritt und nicht zuvor darüber aufgeklärt worden sind, dass diese Nebenwirkung harmlos ist und bald spontan wieder abklingt.
3. Patienten müssen durch den Arzt auf die mögliche Interaktion zwischen Ergotamin und Triptanen aufmerksam gemacht werden.
4. Besteht bei einem Patienten ein Medikamentenmissbrauch, sollte baldmöglichst Kontakt mit einem Kollegen oder einer Klinik aufgenommen werden, die einen ambulanten oder stationären Medikamentenentzug durchführen. Bis dahin muss allerdings die Verschreibung der Medikamente fortgeführt werden, da der Patient sonst dieses Therapieangebot ausschlägt und einen anderen Arzt aufsucht.
5. Es sollten die kritischen Dosierungen pro Attacke und pro Monat beachtet werden, um der Entwicklung eines medikamenteninduzierten Dauerkopfschmerzes vorzubeugen.
6. Wenn man ein Triptan verschreibt, sollte es ein möglichst wirksames Produkt sein.

# Prophylaxe

## 83 Wann ist eine prophylaktische Behandlung indiziert?

Eine prophylaktische Behandlung der Migräne ist indiziert, wenn drei oder mehr Migräneattacken pro Monat auftreten oder wenn die Migräneattacken nicht ausreichend auf eine adäquate Akuttherapie ansprechen bzw. die Akuttherapie mit nicht tolerablen Nebenwirkungen assoziiert ist. Es gibt Patienten, bei denen Analgetika nicht ausreichend wirksam sind, Mutterkornalkaloide zu schwerem Erbrechen führen und Triptane wegen eines Engegefühls auf der Brust nicht vertragen werden.

Prophylaxe bedeutet aber nicht in jedem Fall medikamentöse Prophylaxe. Am sinnvollsten ist es, eine medikamentöse Prophylaxe mit nichtmedikamentösen Maßnahmen zu kombinieren (Einzelheiten dazu s. Frage 86).

## 84 Welche Medikamente eignen sich zur Prophylaxe?

Es ist interessant zu beobachten, dass fast alle Medikamente zur Migräneprophylaxe nicht gezielt für diese Indikation entwickelt wurden. Die migräneprophylaktische Wirkung wurde meist zufällig entdeckt.

In der medikamentösen Prophylaxe wirksam sind die β-Rezeptorenblocker Metoprolol und Propranolol und in geringerem Ausmaß Bisoprolol und Atenolol. Ebenfalls wirksam sind Flunarizin und Valproinsäure. Ein etwas ungünstigeres Wirkungs-Nebenwirkungs-Verhältnis haben die Serotoninantagonisten Pizotifen, Methysergid, Lisurid und Dihydroergotamin. Ebenfalls prophylaktisch wirksam sind nichtsteroidale Antirheumatika wie z. B. Naproxen. Die Wirksamkeit von Magnesium ist umstritten. Vitamin $B_2$ ist in Höchstdosen wahrscheinlich wirksam, wobei es hier aber zu einer gefährlichen Akkumulation des Vitamins kommen kann.

## 85 Welche nichtmedikamentöse Prophylaxe ist wirksam und sinnvoll?

1. **Kontrolle von Triggerfaktoren:** Viele Patienten können Triggerfaktoren, die einzelne Migräneattacken auslösen können, identifizieren. Patienten sollten lernen, Stress zu vermeiden oder spezielle Stressbewältigungsstrategien zu erlernen. Patienten, die unter der Woche Kaffee trinken, sollten versuchen, auch am Wochenende das Ausmaß des Koffeinkonsums gleich zu halten. Alkohol in größeren Mengen sollte vermieden werden. Der Schlaf-wach-Rhythmus sollte möglichst beibehalten werden.
2. **Sport:** Obwohl wissenschaftlich nicht gut belegt, berichten aber viele Patienten über eine gute migräneprophylaktische Wirkung von Ausdauersportarten wie Langlauf, Dauerlauf, Joggen, Radfahren und Schwimmen.
3. **Entspannungsverfahren:** Wissenschaftlich am besten belegt ist die migräneprophylaktische Wirkung der progressiven Muskelrelaxation nach Jacobson. Es handelt sich um ein verhaltenstherapeutisches Verfahren, das in den 30er Jahren entwickelt wurde. Die Patienten lernen dabei, einzelne Muskelgruppen, insbesondere des Kopf- und Nackenbereiches, anzuspannen und wieder zu entspannen. Die eigentlichen Übungen nehmen etwa 15 Minuten in Anspruch und können zwei- bis dreimal pro Tag durchgeführt werden. Vorteil gegenüber dem autogenen Training, das deutlich weniger wirksam ist, ist die Tatsache, dass die Übungen auch im Auto, am Arbeitsplatz oder beim Fernsehen durchgeführt werden können.
4. **Biofeedback-Therapie:** Bei den Biofeedback-Therapiemethoden werden biologische Signale wie beispielsweise Blutdruck oder Gefäßweite in visuelle oder hörbare Signale umgesetzt und damit dem Patienten bewusst gemacht. Er soll auf diese Art lernen, entweder die Gefäßweite der Blutgefäße der Kopfhaut, beispielsweise der Arteria temporalis superficialis, oder den Muskeltonus der Kau- oder Nackenmuskulatur willkürlich zu beeinflussen. Das Muskelbiofeedback wird auch für die Muskulatur der Stirn eingesetzt. Die Wirksamkeit der Biofeedbackbehandlung zur Migräneprophylaxe ist wissenschaftlich belegt. Die Therapie selbst ist allerdings außerordentlich zeitaufwändig und benötigt bis zu 20 Therapiestunden. Darüber hinaus ist der apparative Aufwand beträchtlich und die Zahl der Therapeuten sehr limitiert.

5. **Stressbewältigungstraining:** Auch hier handelt es sich um ein verhaltenstherapeutisches Verfahren, bei dem die Betroffenen lernen, Stress im Alltag und Beruf zu identifizieren und Strategien zu entwickeln, mit denen sie Stress vermeiden können. Diese Therapie wird entweder als Einzeltherapie von Verhaltenspsychologen oder als Gruppentherapie angeboten.
6. **Akupunktur:** Die sehr wenigen, adäquat kontrollierten Studien zur Akupunktur belegen eine um 10% bessere Wirkung als Plazebo. Die meisten Patienten berichten aber, dass die Wirkung nicht länger als 3 Monate anhält. Die Migräne tritt dann wieder in alter Häufigkeit und Schwere auf. Bei einer zweiten und dritten Behandlung ist die Akupunktur meist weniger wirksam oder nicht mehr wirksam. Akupunktur kann also erst eingesetzt werden, wenn beispielsweise eine medikamentöse Prophylaxe geplant ist, um den Zeitraum bis zum Wirkungseintritt der Medikamente zu überbrücken.

Andere Verfahren, wie beispielsweise die Homöopathie, werden unter der Frage 96, S. 134, abgehandelt.

## 86 Wann sollte man nichtmedikamentöse Maßnahmen empfehlen?

Im Prinzip sollten grundsätzlich medikamentöse und nichtmedikamentöse Maßnahmen zur Migräneprophylaxe kombiniert werden. Am leichtesten durchzuführen ist die regelmäßige sportliche Betätigung und die progressive Muskelrelaxation nach Jacobson. Diese Methoden können initial auch angewandt werden, wenn Patienten zunächst versuchen wollen, ihre Migräne ohne eine medikamentöse Prophylaxe zu verbessern.

## 87 Welche prophylaktischen Maßnahmen sind bei der menstruellen Migräne geeignet?

Die Prophylaxe bei der menstruellen Migräne ist sehr schwierig und deutlich weniger wirksam als bei den üblichen Migräneattacken.

Die folgenden prophylaktischen Maßnahmen können versucht werden:

1. Einsatz nichtsteroidaler Antirheumatika, beispielsweise zweimal 500 mg Naproxen oder zweimal 100 mg Diclofenac, ab 3 Tage vor der Periode. Diese Form der Prophylaxe wird nach Abklingen der Migräneattacke oder am Ende der Periodenblutung wieder abgesetzt.
2. Bei Frauen, die orale Antikonzeptiva einnehmen, sollte mit dem Gynäkologen besprochen werden, ob eventuell die Pille über einen Zeitraum von 3 Monaten durchgenommen wird und dann eine Pillenpause durchgeführt wird.
3. Gelegentlich wirksam ist die Applikation eines Östrogenpflasters, beispielsweise Estraderm® TTS 50 oder 100 µg, in der Pillenpause oder während der Periode.
4. In der offenen, nicht plazebokontrollierten Studie war Bromocriptin in einer Höchstdosis von dreimal 2,5 mg pro Tag bei der menstruellen Migräne prophylaktisch wirksam.
5. Sind alle diese Maßnahmen nicht wirksam, kann eine medikamentöse Prophylaxe, wie weiter unten beschrieben, mit β-Blockern oder Flunarizin erfolgen.

## 88 Welche Besonderheiten gibt es im Kindesalter und bei älteren Menschen?

Bei Kindern sollte eine medikamentöse Migräneprophylaxe nach Möglichkeit vermieden werden. Im Vordergrund stehen hier die verhaltenstherapeutischen Ansätze wie Sporttherapie und Stressbewältigung.

Sind diese Maßnahmen nicht ausreichend wirksam, kommen β-Rezeptorenblocker zur Prophylaxe in Betracht. Metoprolol wird in einer Dosis von 1,5 mg/kg Körpergewicht und Propranolol in einer Dosis von 2 mg/kg Körpergewicht angewandt. Spätestens nach 6 Monaten sollte die Therapie evaluiert und durch eine Therapiepause geklärt werden, ob die medikamentöse Prophylaxe auch notwendig ist. Werden β-Blocker nicht vertragen, kommt Dihydroergotamin in einer Dosis von dreimal 0,5 mg pro Tag zum Einsatz.

Bei älteren Menschen jenseits des 65. Lebensjahres sind die Serotoninantagonisten kontraindiziert. Da es bei älteren Menschen unter Flunarizin zu einem Parkinsonoid oder zu Tremor kommen kann, sollte auch diese Substanz nicht gegeben werden. Wenn eine koronare Herzerkrankung und Überleitungsstörung des Herzens ausgeschlossen sind, kommen β-Blocker in Betracht. Alternativ kann Valproinsäure gegeben werden.

## 89 Welche Besonderheiten in der Migräneprophylaxe gibt es während der Schwangerschaft?

Alle gängigen Migräneprophylaktika mit Ausnahme der β-Blocker sind in der Schwangerschaft kontraindiziert. Erfreulicherweise wird aber die Migräne in den meisten Fällen während der Schwangerschaft besser, um dann nach einer gewissen Latenz nach der Geburt wieder in alter Häufigkeit und Schwere aufzutreten.

## 90    Wann sollte man β-Rezeptorenblocker geben?

Bei einer medikamentösen Migräneprophylaxe empfiehlt es sich immer, mögliche Nebenwirkungen zu antizipieren oder Begleiterkrankungen zu erfragen, die möglicherweise unter der Therapie mit dem Prophylaktikum gleichzeitig positiv beeinflusst werden.

β-Rezeptorenblocker eignen sich daher besonders für Migränepatienten, die gleichzeitig unter einer Hypertonie leiden. Sie sind auch indiziert bei Menschen, die ängstlich sind, zu Lampenfieber neigen oder Angstzustände haben. Patienten mit einem essenziellen Tremor profitieren ebenfalls von β-Blockern. β-Blocker sind weniger ratsam oder kontraindiziert bei Patienten mit Überleitungsstörungen, arterieller Hypertonie mit orthostatischen Beschwerden, bei Leistungssportlern und bei Männern mit Potenzproblemen. β-Blocker können auch bei einer vorbestehenden Neigung zu Depressionen depressive Phasen auslösen. Dosierungen, Nebenwirkungen und Gegenanzeigen können der Tab. 9 entnommen werden.

Tab. 9   β-Blocker in der Migräneprophylaxe

| Substanzen | Dosis | Nebenwirkungen | Kontraindikationen |
|---|---|---|---|
| Metoprolol (Beloc®), Propranolol (Dociton®) | 50–200 mg  40–240 mg | H: Müdigkeit, arterielle Hypotonie  G: Schlafstörungen, Schwindel  S: Hypoglykämie, Bronchospasmus, Bradykardie, Magen-Darm-Beschwerden | A: AV-Block, Bradykardie, Herzinsuffizienz, Sick-Sinus-Syndrom, Asthma bronchiale  R: Diabetes mellitus, orthostatische Dysregulation |

*Nebenwirkungen gliedern in:*
H   häufig
G   gelegentlich
S   selten

*Kontraindikationen in:*
A   absolut
R   relativ

## 91 Wann sollte man Flunarizin einsetzen?

Flunarizin kann zu Gewichtszunahme und zu vermehrter Müdigkeit führen. Es eignet sich daher insbesondere für Frauen mit anorektischen Beschwerden und Menschen mit Schlafstörungen. Es ist nicht geeignet für übergewichtige Menschen, Personen mit starker Müdigkeit oder verstärktem Schlafbedürfnis und Menschen mit endogenen Depressionen. Flunarizin sollte auch nicht gegeben werden, wenn eine familiäre Häufung extrapyramidalmotorischer Erkrankungen besteht (Tab. 10).

Tab. 10 Flunarizin in der Migräneprophylaxe

| Substanzen | Dosis | Nebenwirkungen | Kontraindikationen |
|---|---|---|---|
| Flunarizin (Sibelium®) | Frauen 5 mg, Männer 10 mg zur Nacht | H: Müdigkeit, Gewichtszunahme<br>G: gastrointestinale Beschwerden, Depression<br>S: Hyperkinesen, Tremor, Parkinsonoid | A: fokale Dystonie, Schwangerschaft, Stillzeit<br>R: M. Parkinson in der Familie |

Nebenwirkungen gliedern in:
H häufig
G gelegentlich
S selten

Kontraindikationen in:
A absolut
R relativ

## 92 Welche Mittel der zweiten Wahl gibt es, und wann sollte man darauf zurückgreifen?

Mittel der zweiten Wahl ist die Valproinsäure. Sie ist wahrscheinlich genauso wirksam wie die β-Blocker und Flunarizin. Insgesamt gibt es aber noch etwas weniger kontrollierte Studien und weniger Langzeiterfahrungen mit dieser Substanz, verglichen mit Metoprolol, Propranolol und Flunarizin.

Valproinsäure beeinflusst in einer Dosis von 500–600 mg am Tag lediglich die Attackenfrequenz, aber nicht die Stärke und die Dauer der Attacken. Sie eignet sich daher insbesondere für Patienten mit sehr häufigen Attacken. Weniger geeignet ist es für Patienten mit seltenen Attacken, die sehr lang dauern und von hoher Intensität sind. Es ist das ideale Prophylaktikum für Menschen, die gleichzeitig unter einer Migräne und einer Epilepsie leiden (Tab. 11).

Tab. 11 Valproinsäure in der Migräneprophylaxe

| Substanzen (Beispiel) | Dosis | Nebenwirkungen | Kontraindikationen |
|---|---|---|---|
| Valproinsäure (Ergenyl® chrono) | 500–600 mg | H: Müdigkeit, Schwindel<br>G: Hautausschlag, Haarausfall, Gewichtszunahme<br>S: Leberfunktionsstörungen | A: Leberfunktionsstörungen, Schwangerschaft (Neuralrohrdefekt) |

*Nebenwirkungen gliedern in:*
H häufig
G gelegentlich
S selten

*Kontraindikationen in:*
A absolut
R relativ

## 93 Welche Mittel der dritten Wahl gibt es?

Medikamente der dritten Wahl, da weniger gut untersucht oder mit mehr Nebenwirkungen behaftet, sind die Serotoninantagonisten Pizotifen, Methysergid und Lisurid und Dihydroergotamin sowie nichtsteroidale Antirheumatika, Magnesium und Vitamin $B_2$. Wahrscheinlich ebenfalls wirksam ist Pestwurz. Cyclandelat ist wahrscheinlich nicht wirksam.

Kommt der behandelnde Arzt mit Medikamenten der ersten und zweiten Wahl nicht zurecht, sollte der Patient an einen Kopfschmerzspezialisten überwiesen werden. Die Wirksamkeit von Magnesium ist noch nicht ausreichend wissenschaftlich belegt. Es eignet sich aber insbesondere für Patienten, die unter einer Obstipation leiden, da es in der üblichen Dosis von zweimal 300 mg häufig eine bestehende Obstipation verbessert.

## Prophylaxe

Tab. 12  Migräneprophylaktika der 3. Wahl

| Substanzen (Beispiel) | Dosis | Nebenwirkungen | Kontraindikationen |
|---|---|---|---|
| Pizotifen (Sandomigran®) | 1–3 mg | H: Müdigkeit, Gewichtszunahme, Hunger<br>G: Mundtrockenheit, Obstipation | A: Glaukom, Prostatahypertrophie<br>R: KHK |
| Lisurid (Cuvalit®) | 3 × 0,025 mg | G: Müdigkeit, Übelkeit, Schwindel<br>S: Muskelschwäche | A: Schwangerschaft, KHK, AVK |
| Dihydroergotamin (DHE®) | 1,5–6 mg | H: Übelkeit, Parästhesien<br>G: Kopfschmerzen, Durchfall, Schwindel<br>S: Ergotismus | A: Schwangerschaft, Hypertonie, KHK, AVK |
| Magnesium | 2 × 300 mg | H: Durchfall | keine |
| Naproxen (Proxen®) | 2 × 250 mg<br>2 × 500 mg | H: Magenschmerzen | A: Ulkus, Blutungsneigung<br>R: Asthma bronchiale |
| Vitamin $B_2$ (Riboflavin) | 400 mg | Substanz kumuliert möglicherweise in dieser extrem hohen Dosierung | |
| Cyclandelat (Natil®) | 1200–1600 mg | G: Müdigkeit | A: akuter Schlaganfall |

*Nebenwirkungen gliedern in:*
H  häufig
G  gelegentlich
S  selten

*Kontraindikationen in:*
A  absolut
R  relativ

## 94 Ist eine Kombination von verschiedenen Medikamenten sinnvoll?

Bei therapierefraktärer Migräne kann es durchaus sinnvoll sein, bestimmte Medikamente zur Migräneprophylaxe zu kombinieren. Die Wahl dieser Kombination sollte aber in der Regel einem Kopfschmerzspezialisten überlassen werden. Es muss auch bedacht werden, dass sich im Zweifelsfall die Nebenwirkungen addieren.

## 95 Welche Medikamente sind nicht wirksam?

Leider wird immer noch eine Vielzahl von Substanzen eingesetzt, obwohl sie migräneprophylaktisch unwirksam sind.

Die nichtwirksamen therapeutischen Substanzen sind in Tab. 13 aufgeführt:

Tab. 13   Unwirksame Therapien

| |
|---|
| andere Calciumantagonisten, wie Nifedipin |
| Clonidin |
| Diphenylhydantoin, Carbamazepin |
| Indometacin |
| Nootropika |
| Medikamente zur Erhöhung des niedrigen Blutdrucks |
| Diuretika |
| Lithium |
| Neuroleptika |
| Reserpin |
| Lamotrigin |
| Sexualhormone |

Sowohl Clonidin (Dixarit®) wie Proxibarbal (Axen®) sind noch als Migräneprophylaktika zugelassen, obwohl sie nicht wirksam sind.

## 96 Welche unkonventionellen Verfahren werden häufig eingesetzt, welche Daten gibt es dazu, und welche Gefahren haben sie?

Unwirksam in der Migräneprophylaxe sind Homöopathie, Krankengymnastik, Massagen, Fußreflexzonenmassage, Bioresonanztherapie, Magnetstrombehandlung, Manualtherapie, chiropraktische Behandlung der Halswirbelsäule, Ozontherapie, Blutwäsche, Neuraltherapie, Ziehen von Zähnen, Entfernen von Amalgamfüllungen, Applikationen von Thymusextrakten und Injektionen von Lokalanästhetika in den Nacken oder in die Kopfhaut. Unwirksam sind auch die klassischen aufdeckenden psychoanalytischen Verfahren.

Bei allem Verständnis für „natürliche" Behandlungsmethoden darf nie übersehen werden, dass es sich bei der Migräne um eine biologisch begründete Funktionsstörung des Gehirns handelt. Die Anwendung dieser Außenseiterverfahren bewirkt sehr häufig, dass dem Patienten eine wirksame Therapie über eine lange Zeit vorenthalten wird.

## 97 Welche Gründe kann es haben, wenn die Prophylaxe nicht wirkt, wann sollte man einen Auslassversuch machen?

Etwa ein Drittel aller Patienten beklagt eine Unwirksamkeit der medikamentösen Prophylaxe.

Dies kann folgende Gründe haben:

1. Der Patient spricht auf das Therapieprinzip nicht an, dann sollte ein anderes Prophylaktikum versucht werden.
2. Die gegebene Dosis des Prophylaktikums ist aus Angst vor Nebenwirkungen (Patient hat den Beipackzettel gelesen) zu niedrig.
3. Es wird nicht lange genug behandelt, um ermessen zu können, ob die Prophylaxe wirksam ist. Üblicherweise müssen mindestens 6 Wochen Behandlungsdauer vergehen, bevor eine Abschätzung eines Therapieerfolges möglich ist.
4. Es werden unwirksame therapeutische Verfahren verwendet.
5. Der Patient hat die Therapie vorzeitig abgebrochen, weil er nicht über die Nebenwirkungen informiert war und ebenfalls nicht darüber aufgeklärt wurde, dass zunächst z.T. ausgeprägte Nebenwirkungen bestehen und die Wirkung erst mit Verzögerung einsetzt.

Nach einer Behandlungsdauer von 6–12 Monaten sollte ein Auslassversuch gemacht werden, um den Spontanverlauf der Migräne beurteilen zu können und insbesondere um festzustellen, ob die Migräneprophylaxe noch benötigt wird.

# Organisatorisches

## 98 Wie geht man mit den Informationen in der Publikumspresse um?

Migräne ist ein unglaublich populäres Thema in der Laienpresse. Leider wird auch sehr viel Unsinn von Journalisten unkritisch übernommen und zum Teil mit sensationeller Aufmachung berichtet. Lassen Sie sich im Zweifelsfall bitte entsprechende Ausschnitte der Illustrierten oder Zeitung mitbringen. Sollten Sie Beratungsbedarf haben, kann dieser meist durch den medizinisch-wissenschaftlichen Dienst der großen Pharmafirmen oder durch einen Online-Dienst wie BS medic befriedigt werden. Es macht aber den Patienten gegenüber immer einen guten Eindruck, wenn Sie als behandelnder Arzt auf dem neuesten Stand des Wissens sind.

## 99 Wie organisiert man die Kopfschmerzsprechstunde am besten?

Migränepatienten sind initial sehr zeitaufwändig, aber wenn sie sich gut behandelt fühlen, treue und anhängliche Patienten. Es empfiehlt sich daher, für den Erstkontakt mindestens eine halbe Stunde Zeit einzurechnen, damit eine gründliche Anamnese, Medikamentenanamnese und Untersuchung durchgeführt werden kann. Die übrigen Schritte bezüglich Beratung von Akuttherapie und Prophylaxe können dann bei Wiedervorstellungsterminen organisiert werden. Aus organisatorischen Gründen empfiehlt es sich, Migränepatienten auf einen bestimmten Nachmittag in der Woche zu konzentrieren. Sie sollten für die Patienten auch eine Telefonsprechstunde einrichten, wo sich Patienten kurz telefonisch zur Akuttherapie, zu möglichen Nebenwirkungen und zur Prophylaxe beraten lassen können. Es empfiehlt sich auch, für jeden Patienten ein kleines Formblatt anzulegen (siehe Anhang), in dem Erfolge und Misserfolge der bisher durchgeführten therapeutischen Maßnahmen vermerkt sind.

## 100 Welches sind die besseren Ratgeber für Betroffene?

Patientenliteratur

Diener, Hans-Christoph. Wirksame Hilfe bei Migräne. Stuttgart: Trias, 1999, € 11,45

Gerber, Wolf-Dieter. Kopfschmerz und Migräne. München: Goldmann, 2000, € 8,00

Gendolla, Astrid, Pross, Julia. Kopfschmerzen. So bekommen Sie Ihre Krankheit in den Griff. Niedernhausen: Falken-Verlag, 2000, € 12,45

Göbel, Hartmut. Erfolgreich gegen Kopfschmerzen und Migräne. Berlin: Springer, € 19,95

Peikert, Andreas. Migräne und Kopfschmerzen. Stuttgart: Trias, 2001, € 12,95

# Anhang

# Anhang 1 Weiterführende Literatur

Brandt, T., J. Dichgans, H. C. Diener (Hrsg.): Verlauf und Therapie neurologischer Erkrankungen. 4. Auflage. Stuttgart: Kohlhammer, 2003

Diener, H. C.: Kopf- und Gesichtsschmerzen. Diagnose und Behandlung in der Praxis. Stuttgart: Thieme, 2002

Diener, H. C., C. Maier: Das Schmerz-Therapie-Buch. München: Urban und Vogel, 2002

Ensink, F. B. M., D. Soyka (Hrsg.): Migräne. Springer, Berlin 1994

Goadsby, P. J., S. D. Silberstein (eds.): Headache. Boston: Butterworth, Heinemann, 1997

Göbel, H.: Die Kopfschmerzen. Berlin, Heidelberg, New York: Springer, 1997

Lance, J. W.: Mechanism and management of headache. Oxford: Butterworth, Heinemann, 1993

Olesen, J., P. Tfelt-Hansen, K. M. A. Welch (eds.): The Headaches. 2. Aufl. Philadelphia: Lippincott, Williams & Wilkins, 1999

Paulus, W., P. Schöps: Schmerzsyndrome des Kopf- und Halsbereichs. Stuttgart: Wissenschaftliche Verlagsgesellschaft, 1998

Silberstein, S. D., R. B. Lipton, P. J. Goadsby: Headache in clinical practice. Oxford: Isis medical Medica, 1998

Silberstein, S. D., R. B. Lipton, S. Solomon (eds.): Wolff's headache and other head pain. Seventh ed. Oxford: Oxford University Press, 2001

# Anhang 2  Erhebungsbogen zu Akuttherapie und Prophylaxe

## Attackenbehandlung

| Substanz | Dosis | Anwendung oral; s.c., Supp., Spray | Wirkung 1 = sehr gut, 6 = ungenügend | Nebenwirkungen |
|---|---|---|---|---|
|  |  |  |  |  |
|  |  |  |  |  |
|  |  |  |  |  |
|  |  |  |  |  |
|  |  |  |  |  |
|  |  |  |  |  |
|  |  |  |  |  |

## Migräneprophylaxe

| Substanz | Dosis | Wirkung 1 = sehr gut, 6 = ungenügend | Nebenwirkungen | Dauer der Einnahme |
|---|---|---|---|---|
|  |  |  |  |  |
|  |  |  |  |  |
|  |  |  |  |  |
|  |  |  |  |  |
|  |  |  |  |  |
|  |  |  |  |  |
|  |  |  |  |  |
|  |  |  |  |  |

# Anhang 3 Hinweise für Patienten zum Gebrauch von Triptanen

Sumatriptan = Imigran®, Naratriptan = Naramig®, Zolmitriptan = AscoTop®, Rizatriptan = Maxalt®, Almotriptan = Almogran®, Eletriptan = Relpax®, Frovatriptan = Allegro®

Triptane sind speziell zur Behandlung mittelschwerer und schwerer Migräneattacken entwickelte Wirkstoffe. Sie wirken nur bei Migräne und nicht bei „normalen" Kopfschmerzen.

## Darreichungsformen:
AscoTop: Tabletten und Schmelztabletten zu 2,5 mg
Imigran: Tabletten zu 50 oder 100 mg, Nasenspray 10 oder 20 mg, Zäpfchen 25 mg, Subkutaninjektion (Spritzen unter die Haut) 6 mg
Maxalt: Tabletten und Schmelztabletten zu 5 oder 10 mg
Naramig: Tabletten zu 2,5 mg
Almogran: Tabletten zu 12,5 mg
Relpax: Tabletten zu 20 und 40 mg
Allegro: Tabletten zu 2,5 mg

**Wirkung:** Beginn der Wirkung innerhalb von 30 bis 90 Minuten. Höhepunkt der Wirksamkeit nach 1 bis 2 Stunden. Die Wirkung hält meist 8 bis 16 Stunden an. Bei etwa einem Drittel der Migränepatienten kommt es zum Wiederauftreten von Kopfschmerzen. Dann kann erneut ein Triptan eingenommen werden. Triptane bessern auch Übelkeit, Erbrechen, Lichtscheu und Lärmempfindlichkeit.

**Nebenwirkungen:** Die Möglichkeit des Auftretens von Nebenwirkungen ist bei Spritzen höher als bei Nasenspray und Tabletten. Es kann selten ein Engegefühl im Bereich der Brust und des Halses, das meist nach 30 Minuten wieder abklingt, auftreten. Hierbei besteht bei Patienten, die keine Erkrankung des Herzens haben, keine Gefahr. Hitzegefühl, Kribbeln, Schweregefühl in den Armen und Beinen, Müdigkeit und Schwindel sind weitere mögliche Nebenwirkungen. Triptane dürfen nicht mit Ergotaminen kombiniert werden, da dies die Blutgefäße übermäßig verengen und im Extremfall zu Durchblutungsstörungen führen kann. Triptane sollten nicht mehr als 15-mal pro Monat angewandt werden. Bedrohliche Nebenwirkungen werden etwa in einem Verhältnis von 1 : 1 Million behandelter Attacken beobachtet.

**Gegenanzeigen:** Nicht angewandt werden dürfen Triptane in der Schwangerschaft und Stillzeit. Gegenanzeigen sind Herzerkrankungen (koronare Herzerkrankung, Zustand nach Herzinfarkt), Durchblutungsstörungen der Beine und Hände sowie Zustände nach einem Schlaganfall. Patienten mit einem unbehandelten hohen Blutdruck sollten Triptane ebensowenig benutzen wie Patienten mit der Kombination: hoher Blutdruck, Übergewicht, Rauchen und hohes Cholesterin. Kinder und Jugendliche unter 12 Jahren sollten nicht mit Triptanen behandelt werden. Bei Personen über 65 Jahren muß gesichert sein, dass keine Erkrankung der Herzkranzgefäße besteht.

**Tipps zur Anwendung:** Sollte ein Triptan in der Behandlung einer Migräneattacke nicht wirksam sein, sollten keine ergotaminhaltigen Substanzen oder andere Triptane bei derselben Attacke eingesetzt werden. Ausweichmöglichkeiten sind Acetylsalicylsäure (z.B. Aspirin), Paracetamol (z.B. ben-u-ron) und Ibuprofen (z.B. Aktren).

**Weitere Informationen zu Triptanen:** Triptane sind Migränemedikamente, die alle einen ähnlichen Wirkmechanismus haben. Sie verengen die Blutgefäße der Hirnhaut, wobei einzelne Triptane (z.B. Rizatriptan und Zolmitriptan) in der Lage sind, die biologische Grenze zwischen Blut und Hirn zu überwinden und an den Nervenzellen des Gehirns anzugreifen, die die Schmerzimpulse weiterleiten. Insgesamt sollten drei Migräneattacken pro Patient mit einem Triptan behandelt werden, um eine ausreichende Aussage über die mögliche Wirksamkeit zu haben. Ist ein Triptan nicht wirksam, kann es durchaus sein, dass ein anderes Triptan wirksam ist. Triptane sollten früh in Migräneattacken eingenommen werden. Diese Substanzen sind nur bei Migräne oder Cluster-Kopfschmerz wirksam. Sie beeinflussen den Kopfschmerz und lindern auch die Begleitsymptomatik wie Übelkeit, Erbrechen, Licht- und Lärmempfindlichkeit. Bei regelmäßiger oder häufiger Einnahme können sie die Häufigkeit von Migräneattacken erhöhen. Die Medikamente sollten nicht während einer Migräneaura gegeben werden. Triptane sollten innerhalb von 12 Stunden nach Einnahme nicht mit Ergotaminen kombiniert und auch nicht untereinander und miteinander kombiniert werden, da über diese Behandlungsmöglichkeiten noch keine klinischen Informationen vorliegen. Nach der Einnahme von Ergotamin müssen Sie mindestens 24 Stunden warten, bevor Sie ein Triptan einnehmen. Nicht eingenommen werden dürfen diese Substanzen von Menschen, die an Erkrankungen des Herz-Kreislauf-Systems leiden. Fragen Sie im Zweifelsfall Ihren Arzt. Nennen Sie Ihrem Arzt, der Ihnen ein Triptan verschreiben will, bitte auch alle Medikamente, die Sie regelmäßig einnehmen.

# Sachverzeichnis

# Sachverzeichnis

## A

Acetylsalicylsäure 87
– ärztlicher Notdienst 95
– Kinder 92
Akupunktur 120
Alkohol 29
Alkoholkrankheit, chronische 51
Altersabhängigkeit 9
Analgetika
– frei verkäufliche 96
– Migräneattacke, leichte 87
– – schwere 88 f
Anamnese
– Erwachsene 56 f
– Kinder 58
Anfall, fokal epileptischer 22 f
Anfallsfrequenz 25
Angsterkrankung 51
Antiemetika 89
Appetitlosigkeit 21
Arteriitis temporalis, Differenzialdiagnose 73
Ataxie, episodische, Typ II 81
Ätiologie 41
Augenhintergrundspiegelung 62
Aura 18
– Differenzialdiagnose 23, 72
– Entstehung 44 f
– Fehldiagnose 23
Auraphase 17
Aurasymptome, Entwicklung 22
Ausfallserscheinungen, neurologische 22 f
Auslassversuch 133
Auslösefaktoren 29 ff

## B

Begleiterscheinungen
– vegetative 21
– – Entstehung 44 f
– typische 24
Bewegungskrankheit 51
Biofeedback-Therapie 121

Blutdruck, niedriger 32
Blutdruckmessung 63

## C

Carboanhydrasehemmer 83
Cluster-Kopfschmerz 51
– bildgebende Diagnostik 65 f
– Differenzialdiagnose 72
– Häufigkeit 7
Computertomographie 65 f
Cyclandelat 130

## D

Definition, Migräne 3
Depression 51
Diagnostik, bildgebende Verfahren 64 ff
Diclofenac-K 87 f
Dihydroergotamin 90, 130 f
– ärztlicher Notdienst 95
Domperidon 89
– Kinder 92
Dopplersonographie 68

## E

Entspannungsverfahren 121
Erbfaktoren 50
Erbrechen 21
– Therapie 99
Ergotamintartrat 90
Ergotismus 105
Erhebungsbogen, Akuttherapie 146
Ernährung 29
Erwachsener, älterer, Prophylaxe 125
Etilefrin 32

## F

Fehldiagnose 23
– Triptane 110
Flunarizin 128
Folgekosten, ökonomische 13
Fragebogen, Anamnese 59
Fragenkatalog, diagnostischer 56 f

Frauen, Migränehäufigkeit 7
– Migräneprävalenz 10

## G

Gehirnblutgefäß 47
Gendefekt 50
Genetische Disposition 4, 41
Gesichtsfeldprüfung 62
Getränke 36

## H

Hals-Nasen-Ohrenarzt 70
Halswirbelsäule, Beweglichkeitsuntersuchung 62
Häufigkeit 7
Hemikranie, chronisch paroxysmale 72
Hirnhautblutgefäß 47
Horner-Syndrom 62
Hypoglykämie 29

## I

Ibuprofen 87
Infarkt, migränöser 81

## J

Jahreszeit, Einfluss 33

## K

Kernspintomographie 67
Kiefergelenk 78
Kiefergelenkuntersuchung 62
Kieferorthopäde 70
Kinder
– Acetylsalicylsäure 92
– Anamnese 58
– Domperidon 92
– Migräneattacke 92
– Migräneprävalenz 11
– Migräneverlauf 28
– Paracetamol 92
– Prognose 28
– Prophylaxe 125
Kontrazeptiva, orale 31

Kopfschmerz (s. auch Migränekopfschmerz)
– einseitiger 20, 48
– Lokalisation 19
– rein zervikogener 75
Kopfschmerzphase 17
Kopfschmerzsprechstunde, Organisation 140
Kopfschmerzsyndrom, Kombination 82
Kopfschmerztagebuch 60 f
Kopfschmerztypen, Häufigkeit 7

## L

Laboruntersuchung 68
Lebenszeitprävalenz 7
Liquorpunktion 68
Lisurid 130 f

## M

Magnesium 130 f
Magnetresonanztomographie 65, 67
Männer, Migränehäufigkeit 7
– Migräneprävalenz 10
Medikamente, unwirksame 133
Metamizol 87, 98
Metoclopramid 89
Metoprolol 127
Migräne
– mit Aura 81
– ohne Aura 81
– Definition 3
– Differenzialdiagnose 23
– Entstehung 41
– familiäre hemiplegische 81
– – – therapeutische Konsequenzen 83
– geographische Unterschiede 8
– Häufigkeit 7
– hormonell bedingte 31
– Kombination 82
– menstruelle, Prophylaxe 124
– – Therapie 93
– ophthalmoplegische 22, 81

## Sachverzeichnis

– mit prolongierter Aura 81
– retinale 22, 81
– Symptome, ausschließliche 74
– vertebro-basiläre 22, 81
– vs. Spannungskopfschmerz 77
Migräneanfall, Verlauf 17
Migräneattacke
– akute, Therapie 90
– – Therapieerhebungsbogen 146
– – Therapiefehler 116
– – Triptane 101
– Anfallsfrequenz 25
– ärztlicher Notdienst 95
– Auslöser 44 f
– Dauer 26
– Kinder, Therapie 92
– leichte, Therapie 87
– Patientenverhalten 91
– Phasen 17
– psychische Begleiterscheinungen 24
– schwere, Therapie 88 ff
– Stress 34
Migräneaura s. Aura
Migränefolgen 12
– sozio-ökonomische 13
Migräneform 81
– therapeutische Konsequenz 83
– Ursachen 49
Migränekopfschmerz, Entstehung 42 f
Migränemittel, spezifische 100 f
Migränepersönlichkeit 4
Migräneprophylaktika
– 1. Wahl 120
– 2. Wahl 129
– 3. Wahl 130 f
Mutterkornalkaloide 57, 88 ff

### N

Nachschwankungsphase 17
– psychische Begleiterscheinungen 24

Nackenschmerzen 76
Nahrungsmittel 36
Naproxen 87, 131
Neurologe 70
Notdienst, ärztlicher 94 f

### O

Ophthalmologe 70
Opioide 97

### P

Paracetamol 87
– Kinder 92
Pathophysiologie 39 ff
Phonophobie 21
Photophobie 21
Pizotifen 130 f
Prävalenz, geschlechtsspezifische 10
Prodromalphase 17
– psychische Begleiterscheinungen 24
Prognose 27
– Kinder 28
Prophylaxe
– älterer Erwachsener 125
– β-Rezeptorenblocker 127
– Erhebungsbogen 146
– Kinder 125
– Kombinationstherapie 132
– medikamentöse 120
– – fehlende Wirksamkeit 135
– menstruelle Migräne 124
– nichtmedikamentöse 121 f
– – Zeitpunkt 123
– Schwangerschaft 126
– Zeitpunkt 119
Propranolol 127
Psychiater 71
Publikumspresse 139

### R

Ratgeber 141
Rauchverhalten 29, 51

Reflexstatus 62
β-Rezeptorenblocker 127
Röntgenaufnahme 68

## S

Schlaf 35
Schlafphase 17
Schlaf-wach-Rhythmus-
 Veränderung 29
Schmerz s. Kopfschmerz
Schmerzmittel, freiverkäufliche 96
Schmerztherapeut 70
Schwangerschaft, Migräne-
 prophylaxe 126
Selbstdiagnose 55
Single-Photon-Emissions-
 Computertomographie 69
Sinnesreizung, starke 37
Spannungskopfschmerz
– Differenzialdiagnose 73
– Häufigkeit 7
– vs. Migräne 77
Sport 121
Stress 34
Stressbewältigungstraining 34, 122
Sumatriptan, ärztlicher Notdienst
 94 f
Symptome, ausschließlich bei
 Migräne 74
Symptomhäufigkeiten 21

## T

Therapie 85 ff
– alternative Verfahren 134
– Erbrechen 99
– Kinder 92
– Migräne
– – leichte 87
– – menstruelle 93
– – schwere 88 ff
– Migräneattacke, akute 90
– Triptane 57, 100 ff
– Übelkeit 99

Therapieauswahl, ärztliche
 104
Transiente ischämische Attacke
 22 f
Trigeminovaskuläres System 43
– – Aktivierung 46
Trigeminus, Sensibilitätsstörung 62
Triggerfaktoren 29 ff
– Kontrolle 119
Triptane 88 f, 100 ff
– Anwendung 106
– Anwendungsempfehlung 113 f
– Anwendungsfehler 115
– Anwendungstip 148
– Darreichungsformen 147
– Dosierung 112
– Gegenanzeigen 148
– Informationen 148
– Interaktionen 109
– Kontraindikationen 107
– Kreuzresistenz 111
– Nebenwirkungen 102 f, 108 f, 147
– Nonresponder 110
– Resorption, mangelnde 110
– Unterschiede 102 f
– Wirkung 147
– Wirkungsmechanismus 42 f

## U

Übelkeit 21
– Therapie 99
Untersuchung, körperliche 62 f

## V

Valproinsäure 129
Vererbung 50
Vitamin $B_2$ 131

## W

Wetterlage, Einfluss 33

## Z

Zusatzuntersuchungen 68 f